図解 自力で治す！

慢性 副鼻腔炎 アレルギー性 鼻炎

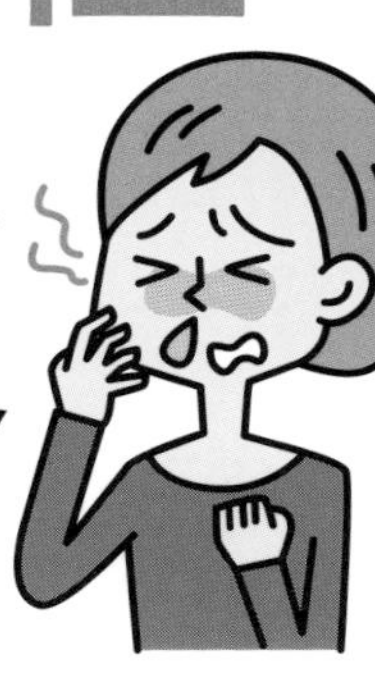

きたにし耳鼻咽喉科 院長
北西 剛

河出書房新社

つらい鼻トラブルで悩んでいる方へ

「鼻がつまったぐらいで病院に行くのはちょっと…」
と考えて、毎回のように市販薬で症状を抑えていませんか？
薬で鼻炎などの症状を抑えていると、
治療の機会を失ってしまい、
どんどん悪化して慢性化することもあります。

また、鼻づまりによって鼻呼吸ができないと、
よく眠れない
仕事などの作業に集中できない
風邪をひきやすい
など、生活上のデメリットを抱えてしまうことになります。

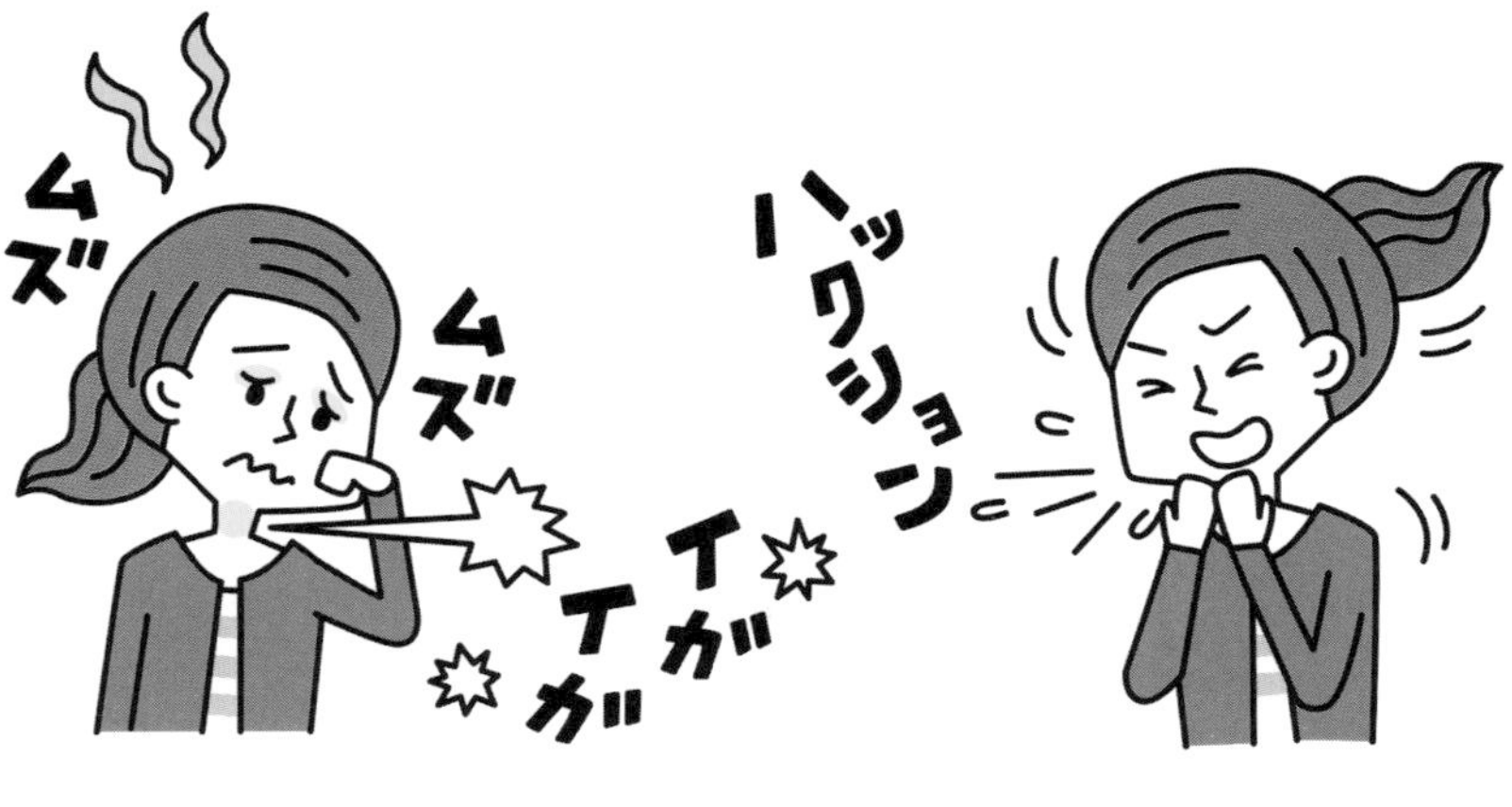

鼻の調子が悪いな、と思ったら、風邪だと自己判断せず、
耳鼻咽喉科の専門医に相談することをおすすめします。
正しい診断によって、自分で間違った対処法をしていることがわかる場合があります。また、正しい治療を受けることで、病気が慢性化を防ぐことができるかもしれません。

一方で、病院で治療を受けていても、
いっこうに改善しない場合もあります。
本書では、慢性化した鼻トラブルを自分で改善するために、
鼻うがい、オイル点鼻、ツボ押しなど、
簡単、手軽にできるセルフケアをたくさん紹介しました。
つらい鼻づまりをスッキリさせて、
鼻で呼吸できる爽快感を取り戻しましょう!

きたにし耳鼻咽喉科院長
北西 剛

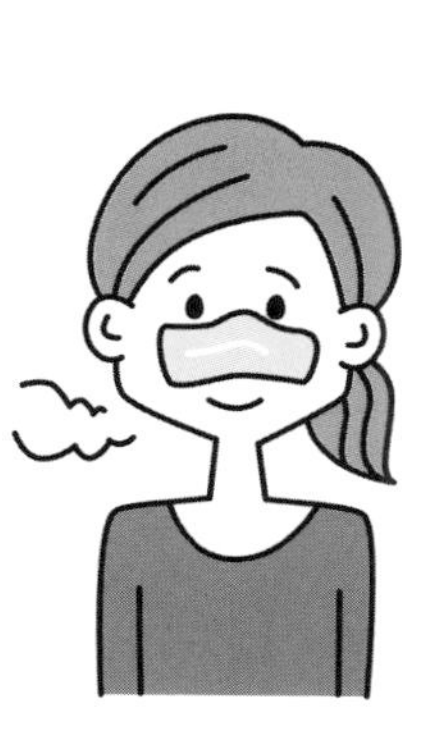

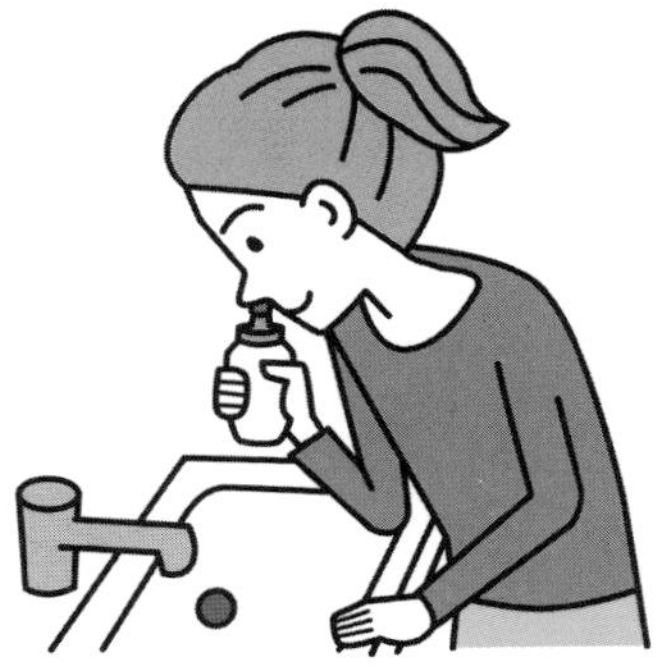

鼻がスッと通るだけで

こんなにイイコトが！

自分の鼻の状態を知ってセルフケアを行い、
鼻から息を吸って吐く＝「鼻呼吸」ができる、
健康体質に生まれ変わりましょう

疲れにくい体質になる

鼻で吸った息は、粘膜で即座に体温まで温められ、湿気も加わります。温かい空気は心臓の働きをスムーズにして、血中に取り込む酸素量も増加させます。老廃物も排出されやすくなり、疲労回復力がアップします。

風邪をひきにくくなる

鼻は体にとって空気清浄機と加湿器の役割をもちます。口呼吸の場合、乾燥した冷たい空気をそのまま肺まで取り込んでしまい、体を冷やす原因となります。風邪を予防するには、鼻でする呼吸が一番の対策なのです。

アレルギー体質が改善・解消される

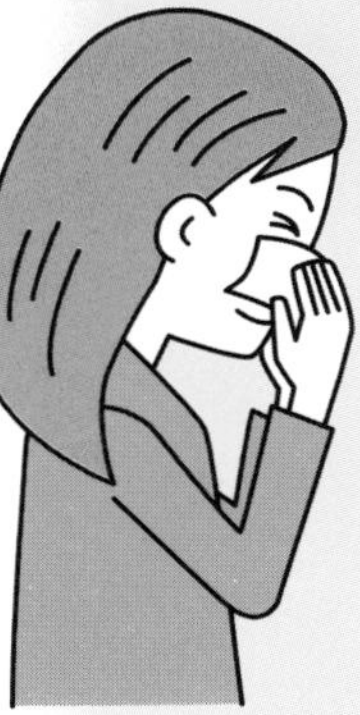

セルフケアによって鼻づまりが解消されると、自然に鼻呼吸ができるようになります。鼻のフィルターを通して息を吸うことにより、アレルゲンたっぷりの空気をきれいにしてから体内に取り込むことができます。

アンチエイジング・美容に効果あり

つねに口をゆるく開けている「口呼吸」の人によく見られるのが、顔のたるみやほうれい線です。鼻から呼吸をすることによって口の周りの口輪筋が引き締まり、小顔効果やたるみ解消につながります。

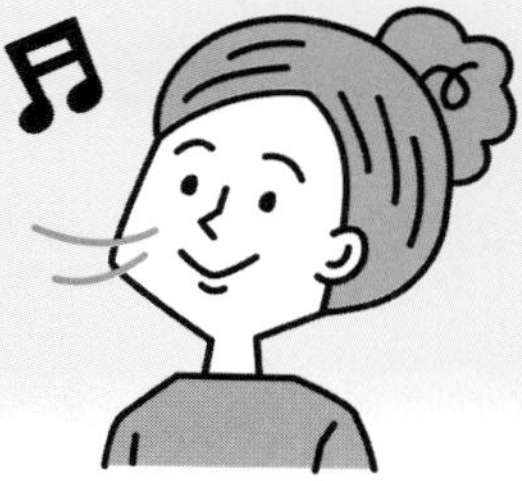

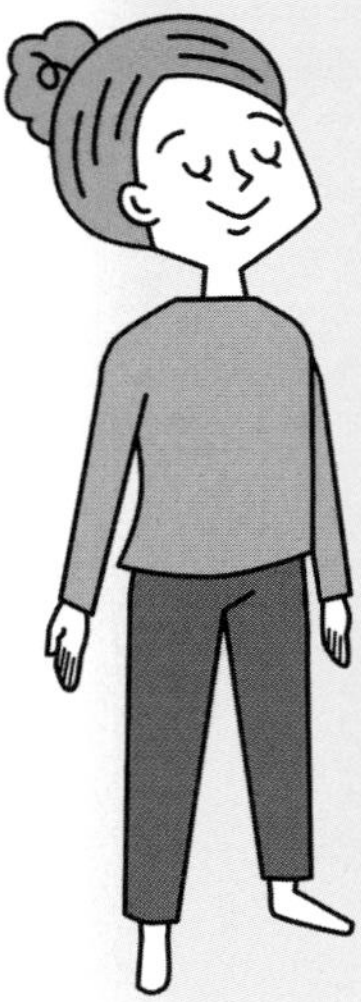

自律神経が整い ストレスに強くなる

ヨガや瞑想などで重要とされる鼻呼吸。鼻から吸って、深く吐くという呼吸に意識を向けることで、自律神経が整い、ストレスやうつが緩和されます。鼻がつまっているときとは違い、ポジティブな気分を維持できます。

酸素量が増え 睡眠の質が上がる

睡眠時に口呼吸になりがちな人は、口腔内が乾燥し、後鼻漏《こうびろう》などの鼻トラブルや睡眠時無呼吸症候群になりやすいといえます。鼻呼吸で睡眠をとると、取り込める酸素量も増え、熟睡ができるようになります。

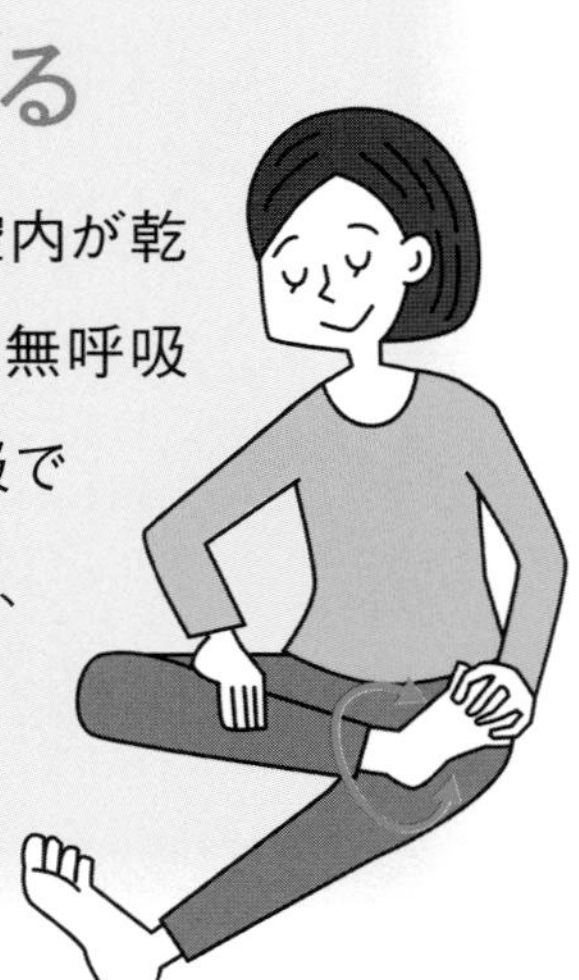

Contents

Contents

第2部 自力で改善！鼻トラブルの簡単セルフケア

第3部 鼻トラブルを改善する食事

Contents

第1部

あなたの鼻トラブルの原因と対策

鼻のトラブルには、鼻水、鼻づまりがなかなか治らないといった症状はもちろん、ほかにも、頭痛が起きる、くしゃみが多い、歯痛など、鼻以外の部位に及ぶさまざまな症状があります。チャートで自分の鼻の状態をチェックしてみましょう。

鼻トラブル悪化の原因❶

顔や鼻を冷やしがち

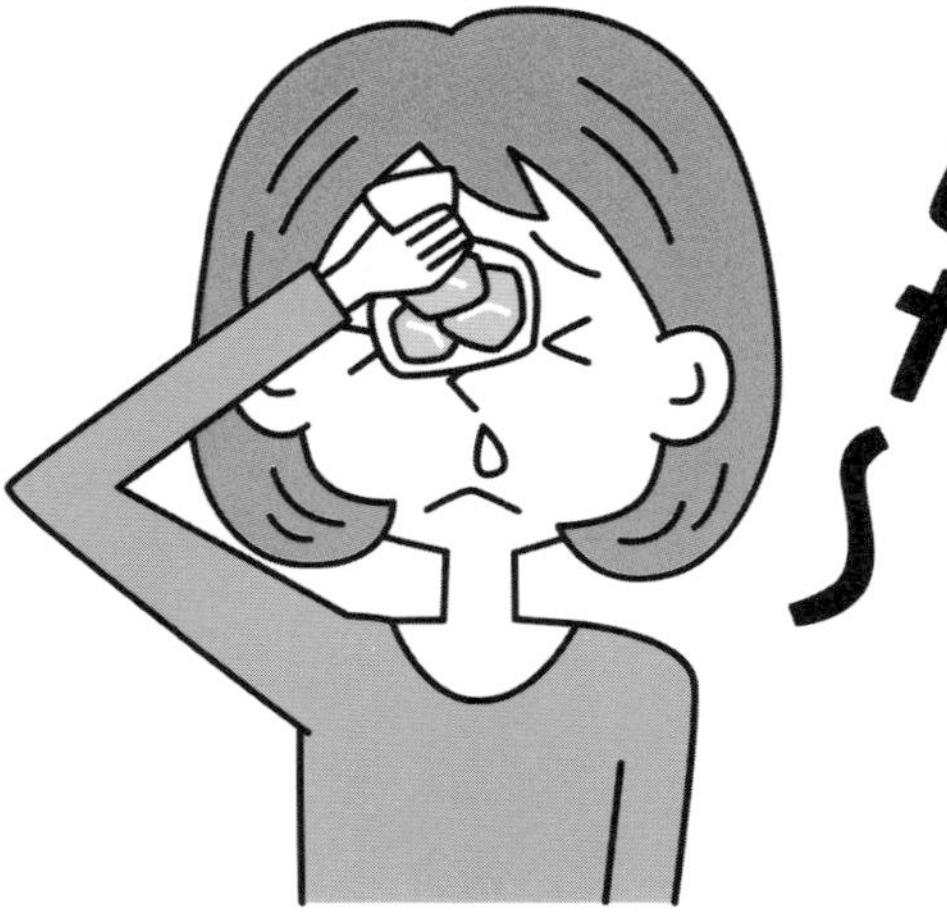

鼻炎時、顔・鼻は温めるのが基本

アレルギー性鼻炎や花粉症など、重い症状をもつ方は、「鼻ごと取ってしまいたい」とよく言います。それほどつらい症状に悩んでいるという表れでもありますが、たまに、症状をやわらげようと、顔や鼻を冷やしてしまう方がいます。

しかし、これは逆効果です。鼻が腫れて通りが悪くなったり、炎症が起こるのは、鼻粘膜の血流が滞っているからです。血流をよくするには、鼻カイロ（57ページ参照）などで、鼻を温めること。血流がよくなると鼻の通り道も広がり、くしゃみやかゆみといったアレルギー症状も軽減できます。

鼻トラブル悪化の原因❷

口呼吸ばかりしている

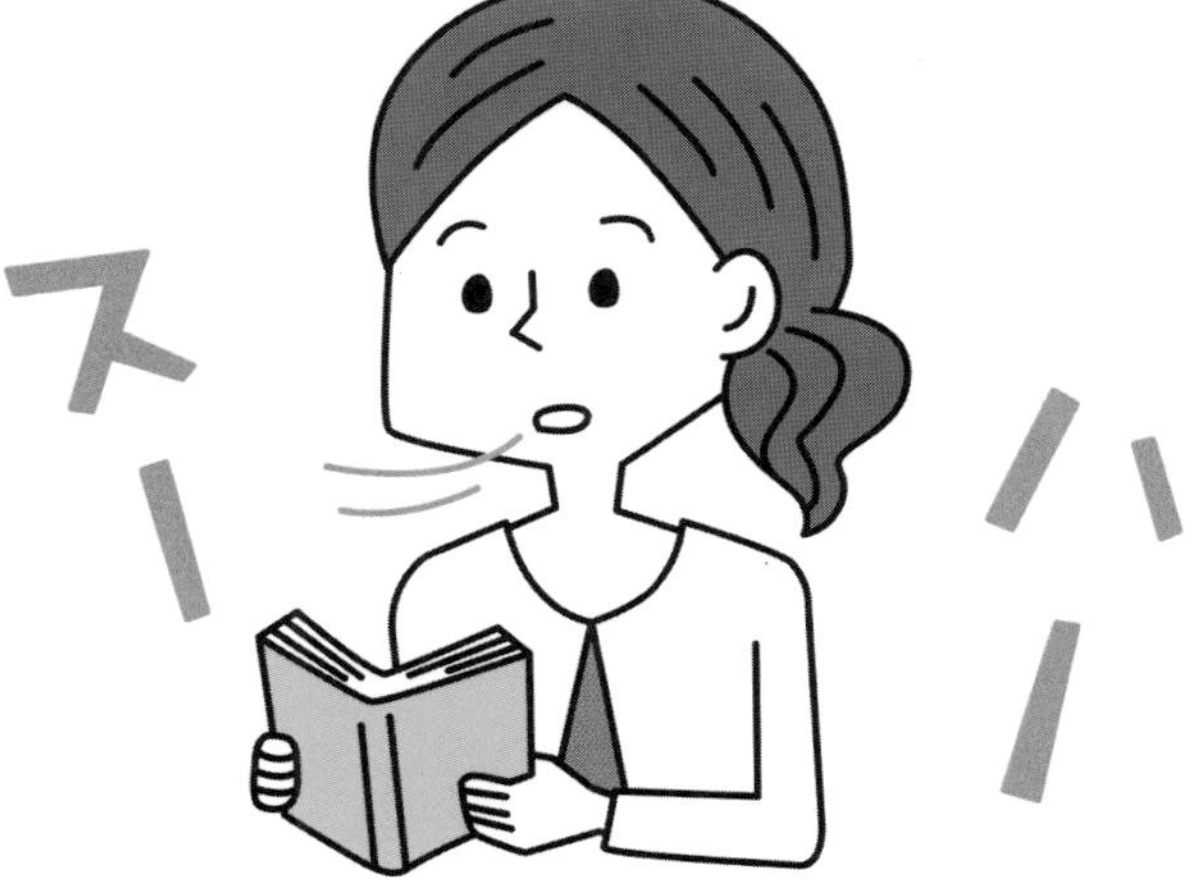

百害あって一利なしの口呼吸

副鼻腔炎などの症状が重く、鼻がつまっていて口呼吸せざるを得ない、という方以外に、とくに鼻づまりがあるわけでもない健康な方が口呼吸になっていることがよくあります。

鼻から空気を吸うときには、鼻毛、繊毛などのフィルター機能が働いて安全に体内に取り込まれますが、口から空気をダイレクトに吸い込むと、細菌やウイルスを気道にそのまま通して風邪やインフルエンザなどにかかりやすくなってしまいます。口呼吸を防ぐには、食事の際によくかむこと（123ページ参照）。咀嚼筋を鍛えて、鼻呼吸を取り戻しましょう。

鼻トラブル悪化の原因❸

鼻をかまずにすすっている

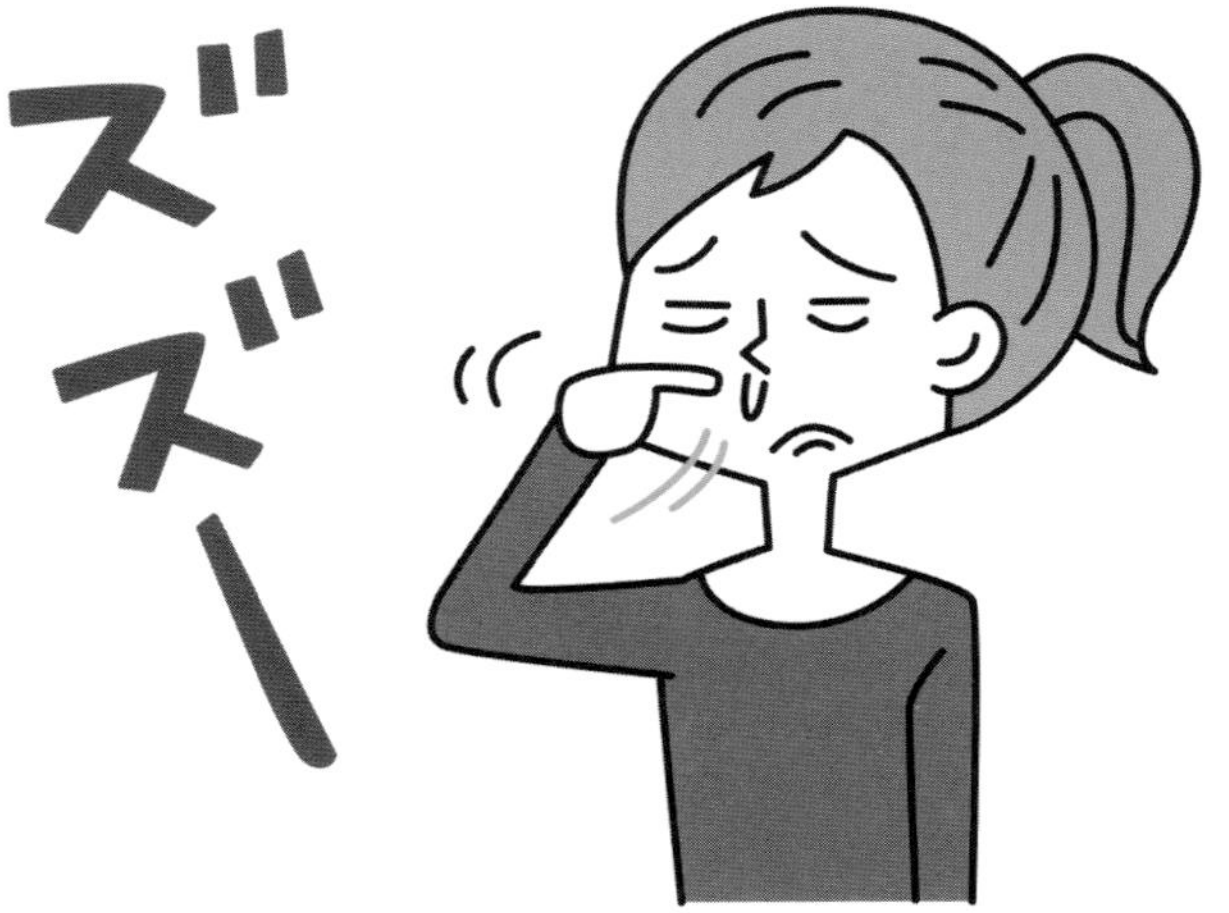

中耳炎を引き起こす可能性も

面倒くさいからと、つい鼻をすすってしまう方は、世代を問わず多くいらっしゃいます。

しかし、鼻腔内などのほこりやウイルスを排出する役目をもつ鼻水をすすってしまうと、せっかく外に出そうとした異物を再び体内に取り込んでしまうことになります。

また、鼻を強くすすることが日常化していると、副鼻腔に残っている鼻水が耳の中の中耳腔に逆流することがあり、中耳炎を引き起こす原因となります。まずは、正しい鼻のかみ方（67ページ参照）をマスターしましょう。

鼻トラブル悪化の原因❹

不調時、病院に行かない

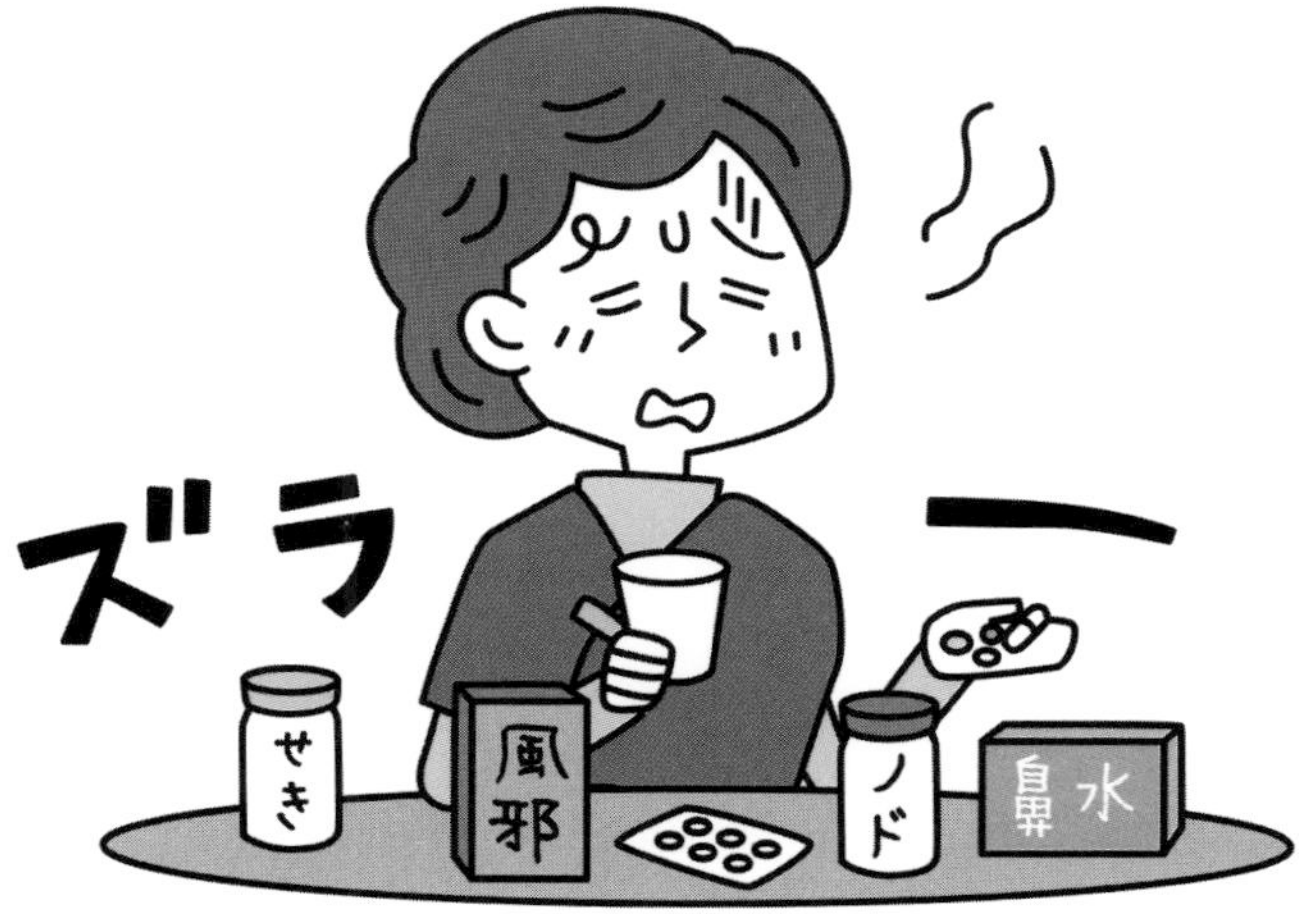

自己判断は鼻トラブル悪化に

鼻水が出る、喉がイガイガする…。こんなとき、「風邪かも」と自己判断して、市販の風邪薬を飲んでやりすごそうとしてしまうのではないでしょうか。

この症状が本当に風邪のひきはじめであれば、対処は間違っていませんが、もし、アレルギー性鼻炎や副鼻腔炎など、ほかの病気だった場合には、診断を遅らせる原因となります。

鼻に違和感を感じる症状が出た場合は、風邪と決めつけず、市販薬を飲む前に、症状を調べてみましょう。とくに、症状が長引く場合は内科や耳鼻咽喉科にかかってください。

鼻トラブル悪化の原因❺

動物性脂肪の摂りすぎ

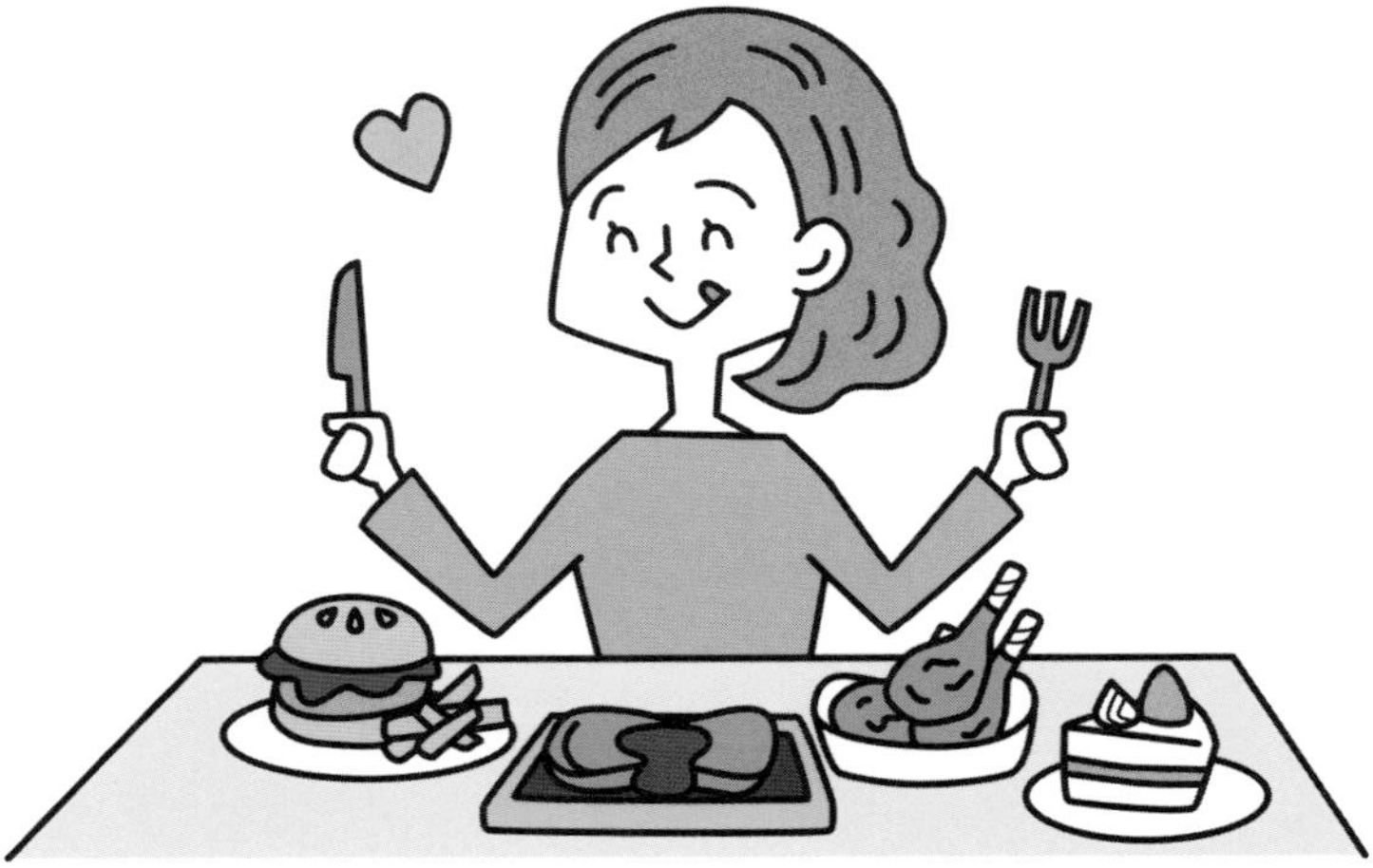

鼻炎悪化だけでなく、肥満にも

鼻炎の相談にいらっしゃる患者さんに話をうかがうと、脂肪分たっぷりの生クリーム、肉の脂身、ポテトやハンバーガーが大好き、という方が意外と多いことに気づかされます。

動物性脂肪も、大切な栄養素のひとつですが、摂りすぎてしまうと血液の粘度が上がり、血流や鼻の通りが悪くなります。動物性脂肪は消化されにくいため、胃腸に大きな負担をかけ、消化不良を起こし、さらに老廃物の排出を滞らせます。

食生活の偏りが気になる方は90ページからの、鼻にいい食材、簡単レシピを食事に取り入れてみましょう。

鼻トラブル悪化の原因❻

冷たいものや酒の摂りすぎ

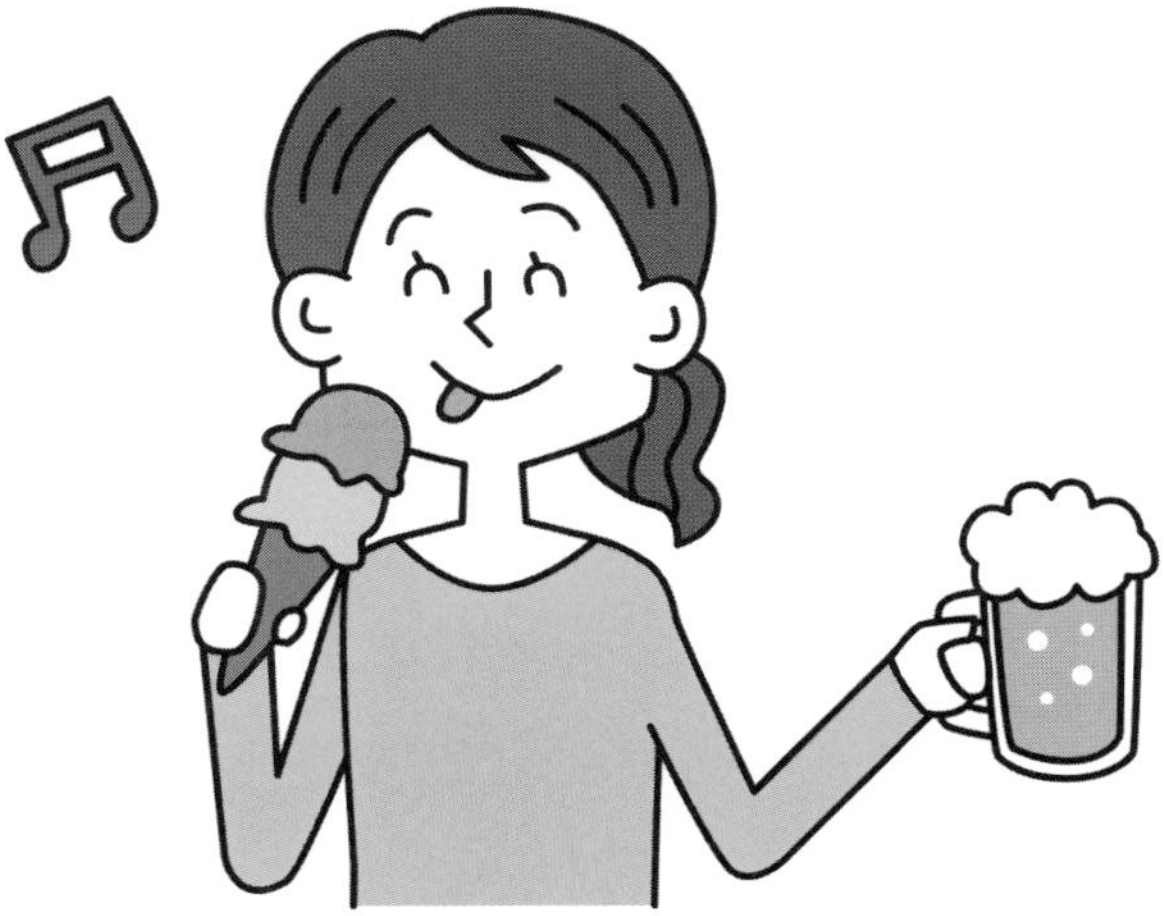

体温より低い飲食物は控えめに

喫茶店に入ったら、氷入りの冷たい水をまず一杯、仕事帰りの一杯は、キンキンに冷えたビールに限る。

冷たいものを好む方は多いですが、冷えたものを飲食していると、体温が低くなります。血液は、体内の熱によって全身へと運ばれますが、体温が低いと臓器全体の活性が下がり、鼻づまり、免疫低下、がん発生などの不調を招きます。

血流が滞ると、胃腸の消化力が低くなって老廃物も排出されにくくなります。鼻タケができやすい体質を招くので、なるべく冷たいもの、アルコールは少量に抑えたいものです。

チャートでわかる

あなたの鼻トラブル

自分にとってなにが一番つらいのか、
どんな状況なのかを改めて知ることが、
症状軽減の第一歩です

- このチャートでは、かかっている可能性がある疾患を紹介するものであり、これだけで診断が確定するわけではありません。当てはまる疾患だけでなく、ほかの疾患も併発していることがあります。
- 日常生活に支障をきたすほど症状が重い場合は、かかりつけ医や専門医の診察を受けてください。

はい
いいえ

はい

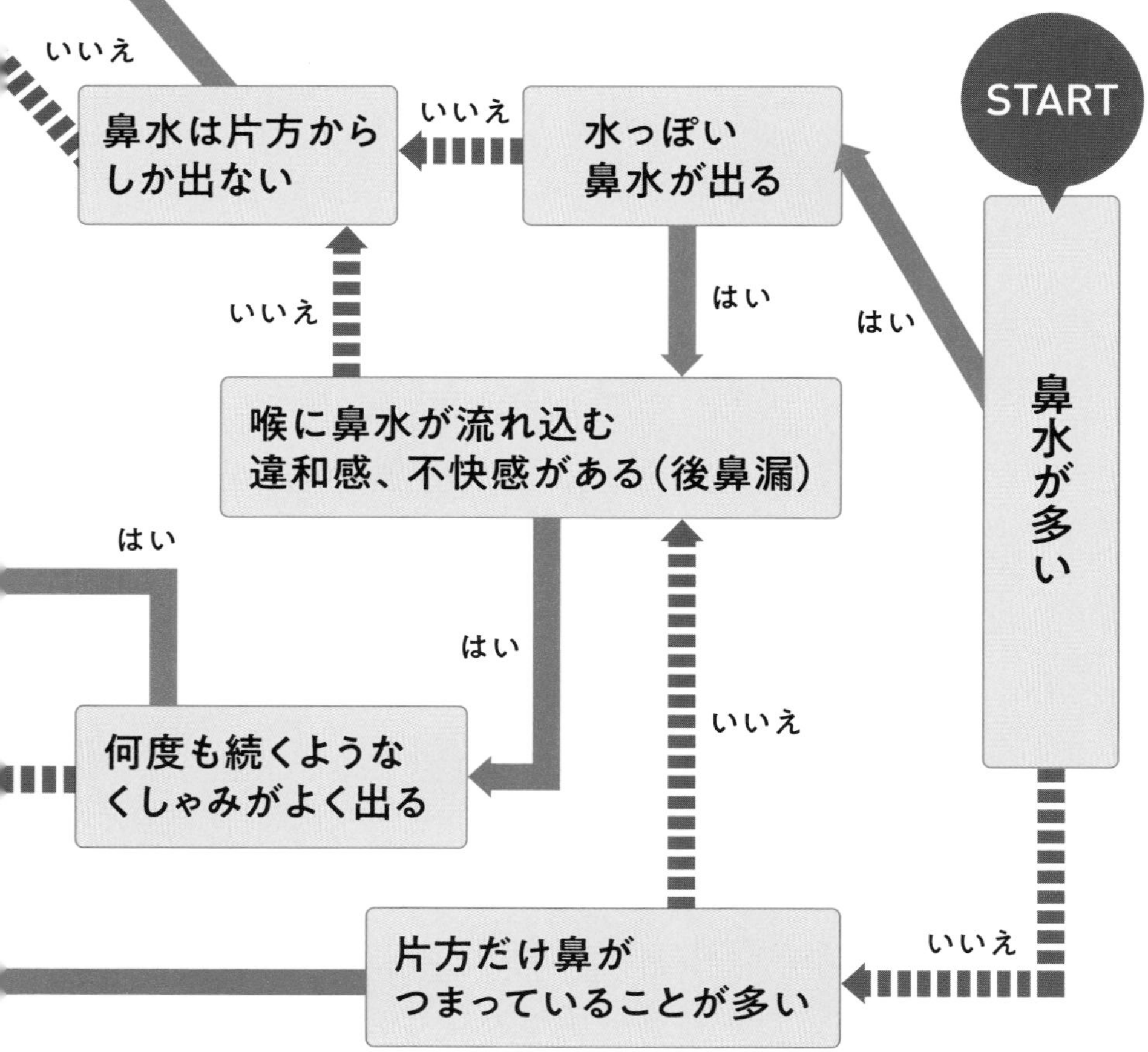
START
鼻水が多い
はい
水っぽい鼻水が出る
いいえ
鼻水は片方からしか出ない
いいえ
はい
いいえ
喉に鼻水が流れ込む違和感、不快感がある（後鼻漏）
いいえ
はい
はい
何度も続くようなくしゃみがよく出る
いいえ
いいえ
片方だけ鼻がつまっていることが多い

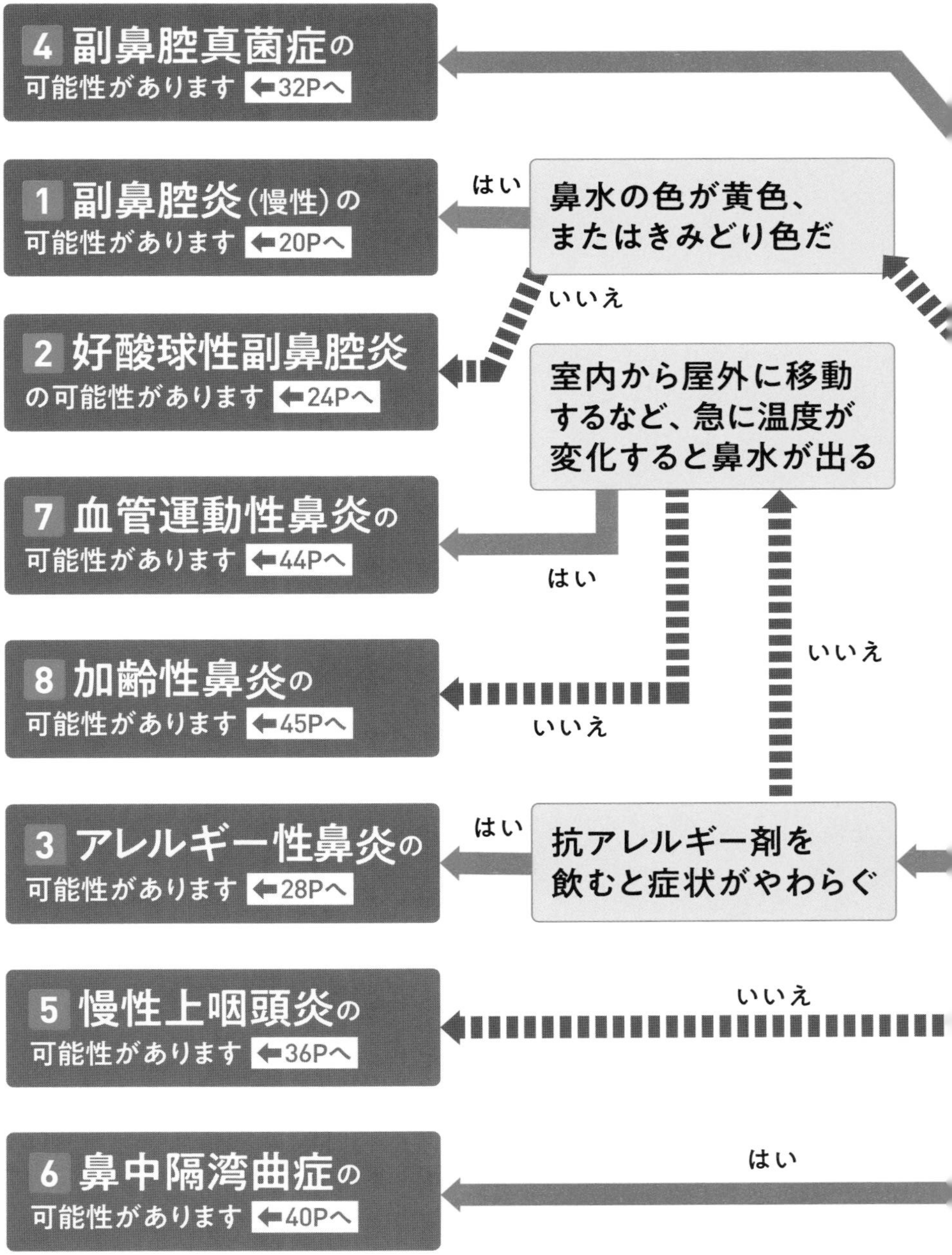
4 副鼻腔真菌症の
可能性があります ←32Pへ
1 副鼻腔炎(慢性)の
可能性があります ←20Pへ
はい
鼻水の色が黄色、
またはきみどり色だ
いいえ
2 好酸球性副鼻腔炎
の可能性があります ←24Pへ
室内から屋外に移動
するなど、急に温度が
変化すると鼻水が出る
7 血管運動性鼻炎の
可能性があります ←44Pへ
はい
いいえ
8 加齢性鼻炎の
可能性があります ←45Pへ
いいえ
3 アレルギー性鼻炎の
可能性があります ←28Pへ
はい
抗アレルギー剤を
飲むと症状がやわらぐ
5 慢性上咽頭炎の
可能性があります ←36Pへ
いいえ
6 鼻中隔湾曲症の
可能性があります ←40Pへ
はい

カルテ 1

副鼻腔炎（急性、慢性）

鼻の2大疾患のひとつとされ、患者数が多い

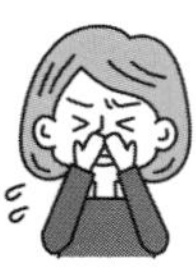

顔の中央部にある空洞にできる炎症

副鼻腔炎とは、顔の中央部にある左右対の４つの空洞（合計８つ）に炎症が起こる疾病です。炎症とは、細菌・ウイルスの侵入、高熱、創傷などで体に異変が起こる徴候で、炎症部位には、赤み、腫れ、痛み、運動の機能障害などが発生します。

副鼻腔炎には、急性と慢性があります。急性とは、細菌感染や風邪症状が引き起こす炎症が鼻腔内の粘膜に広がる症状で、早い時期の治療によって通常１～２週間で症状が治まります。

慢性とは、急性と同じ症状が３カ月以上の長期にわたって、漫然と続く状態を指します。

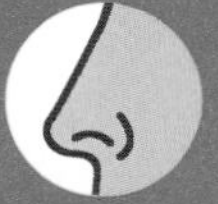

鼻水＆鼻の状態

鼻水

●色：黄色、きみどり色

●形状：ドロドロ

鼻の状態

急性
一時ひどくなるが、数日で改善する

慢性
四六時中つまっている感覚がある

鼻の周りに広がる副鼻腔の位置

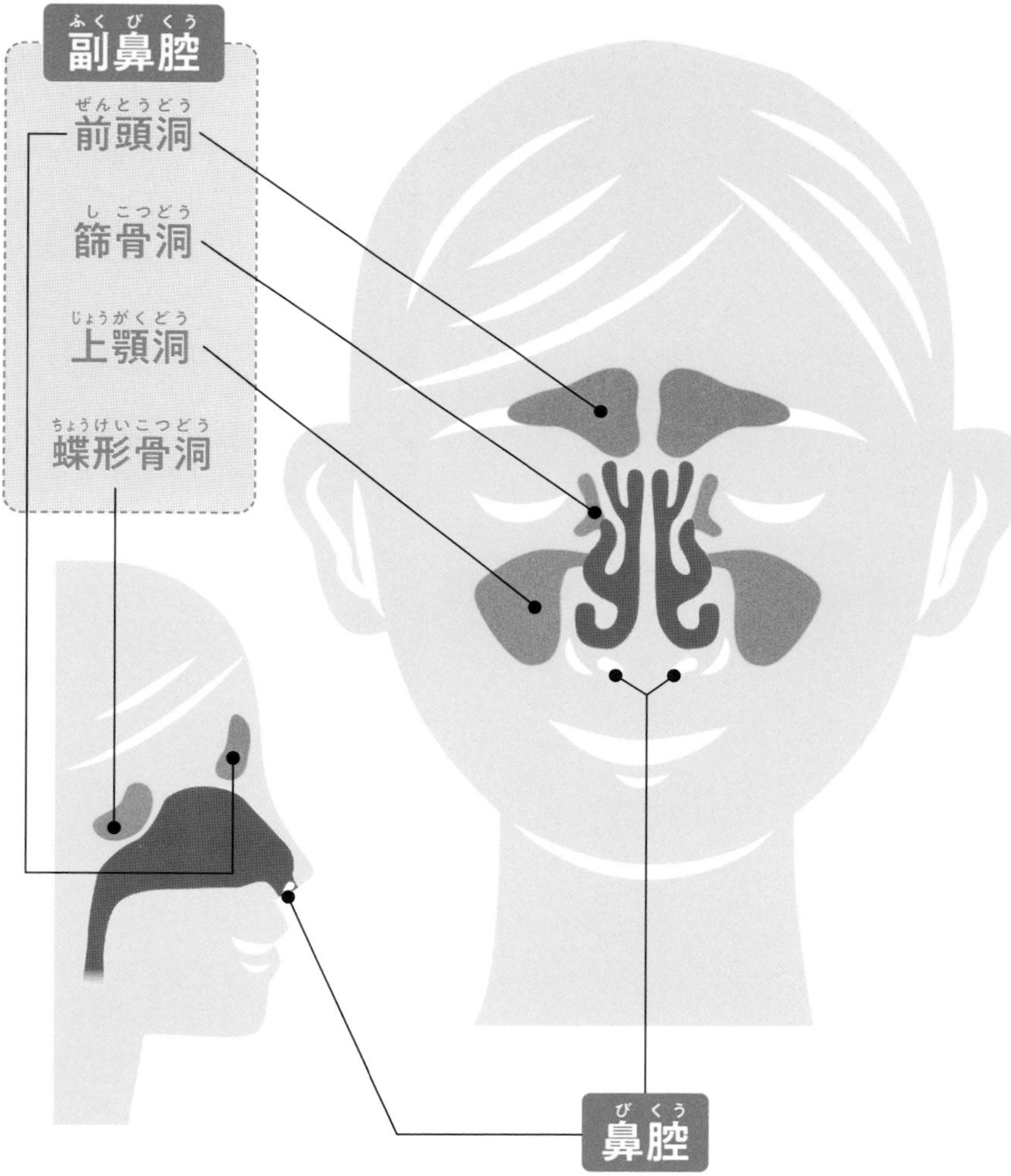

鼻の穴（鼻腔）から気道、耳へと通じる通り道のほかに、顔の中央部には、鼻腔からつながる副鼻腔という空洞があります。副鼻腔の内部は空気で満たされ、内壁は鼻腔と同様に粘膜で覆われ、繊毛が生えています。また、副鼻腔は、前頭洞、篩骨洞、上顎洞、蝶形骨洞と呼ばれる4つの空洞が左右にひとつずつ、合計8つにわかれています。

副鼻腔炎（急性、慢性）

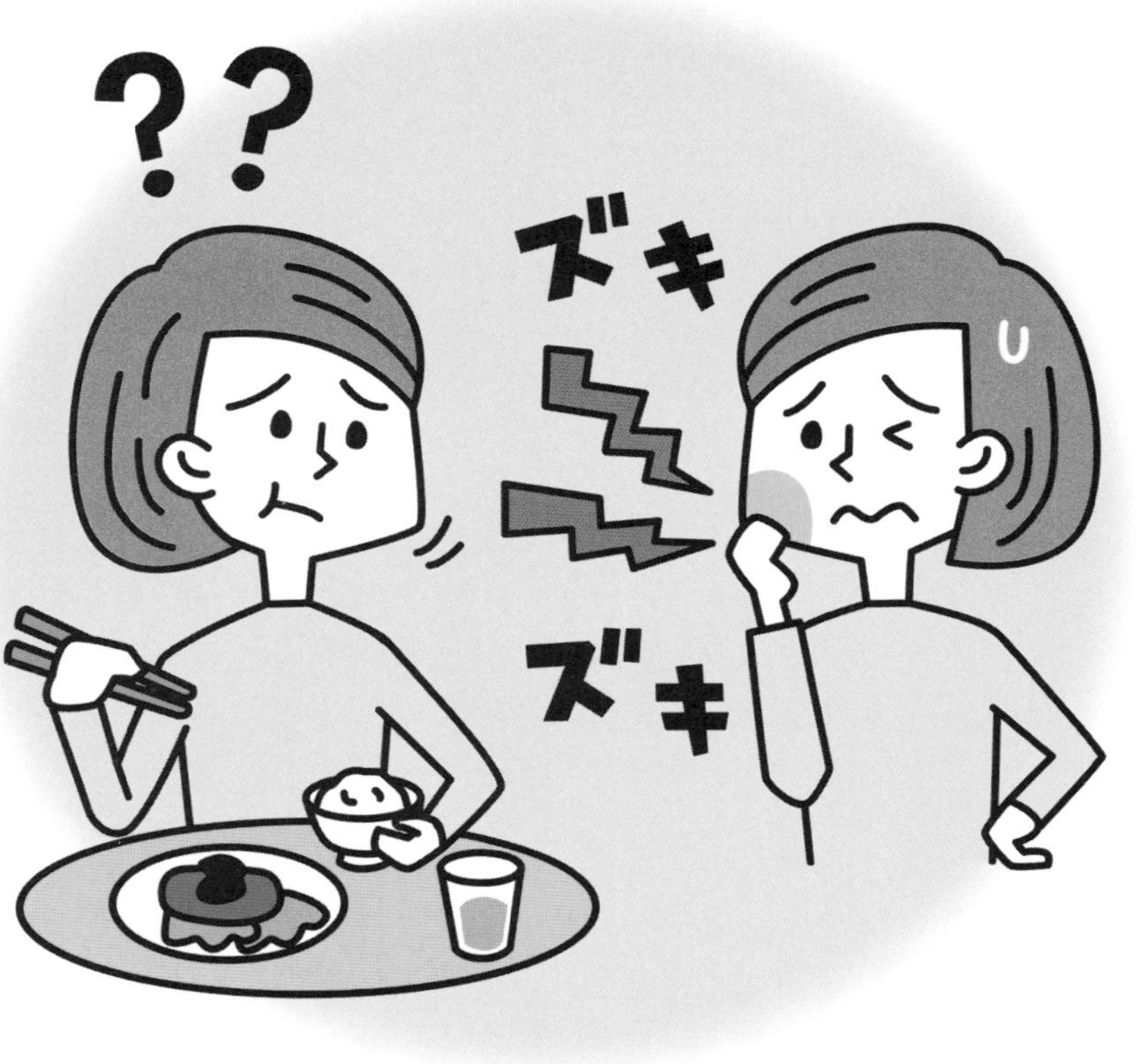

原因

侵入した異物と闘う白血球

最も一般的なのは、風邪や細菌感染が原因で鼻の入り口にある鼻腔で炎症が起こり、それが副鼻腔に広がるケースです。体は白血球を集合させ、侵入した外敵である細菌と闘います。これが炎症です。黄色やきみどり色のドロドロした鼻水は、感染した細菌を白血球が処理した後の残骸という見方ができます。

症状

頭重感、歯痛などが起こることも

急性副鼻腔炎の症状は、投薬などの適切な対応で1〜2週間もすれば治まります。慢性では急性の症状に加え、鼻腔と副鼻腔をつなぐ通路を炎症でふさいでしまい、副鼻腔内の換気や、たまった分泌物の排出ができなくなります。においや味がわからない、頭重感、頭痛、ほおの痛み、歯痛なども起こります。

長期的な取り組みを

慢性副鼻腔炎では、長期にわたる治療となる場合が多く、セルフケアが非常に重要です。通院しながら地道にセルフケアできる環境をつくることが大切です。

おすすめセルフケア

鼻うがい ➡50P
オイル点鼻 ➡54P
食事ケア ➡98P

病院での治療法

痛くない手術が一般的に

炎症が強い場合は、抗生剤、消炎薬が必要になるケースもあります。また、通常よりも少ない量の抗生剤を長期にわたって投与する「少量長期投与療法」もあります。基本的には、鼻水と膿を出すために鼻吸引措置、鼻腔洗浄がメインとなります。手術が必要となる場合は内視鏡手術が一般的です。

カルテ 2

好酸球性副鼻腔炎

近年増加傾向にあり、多発性の鼻タケを伴う難治性疾患

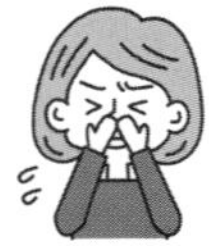

多発性で治りにくいポリープ

好酸球性副鼻腔炎の特徴は、鼻の両側、副鼻腔の開口部付近にできるポリープ（鼻タケ）です。鼻の粘膜の一部に好酸球という白血球が多く集まるため、この名がつきました。

鼻タケのほとんどは良性のポリープですが、多発性で一度に十数個できることもあります。数が増えたり、大きくなりすぎると手術で取り除きますが、再発しやすい特徴があり、治りにくいことから、中等症、重症は難病に指定されています。

鼻タケという言葉を初めて目にする方も多いと思いますが、鼻トラブルの中でも比較的重い疾患です。

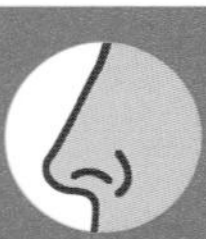

鼻水＆鼻の状態

鼻水

- 色：薄い黄色～黄土色
- 形状：粘り気がある

鼻の状態

- 両方の鼻が同時につまっていることが多い
- もともと、もしくは急に、においを感じにくくなる
- 食べ物の味がわかりにくくなる

好酸球性副鼻腔炎は両側篩骨洞に起こりやすい

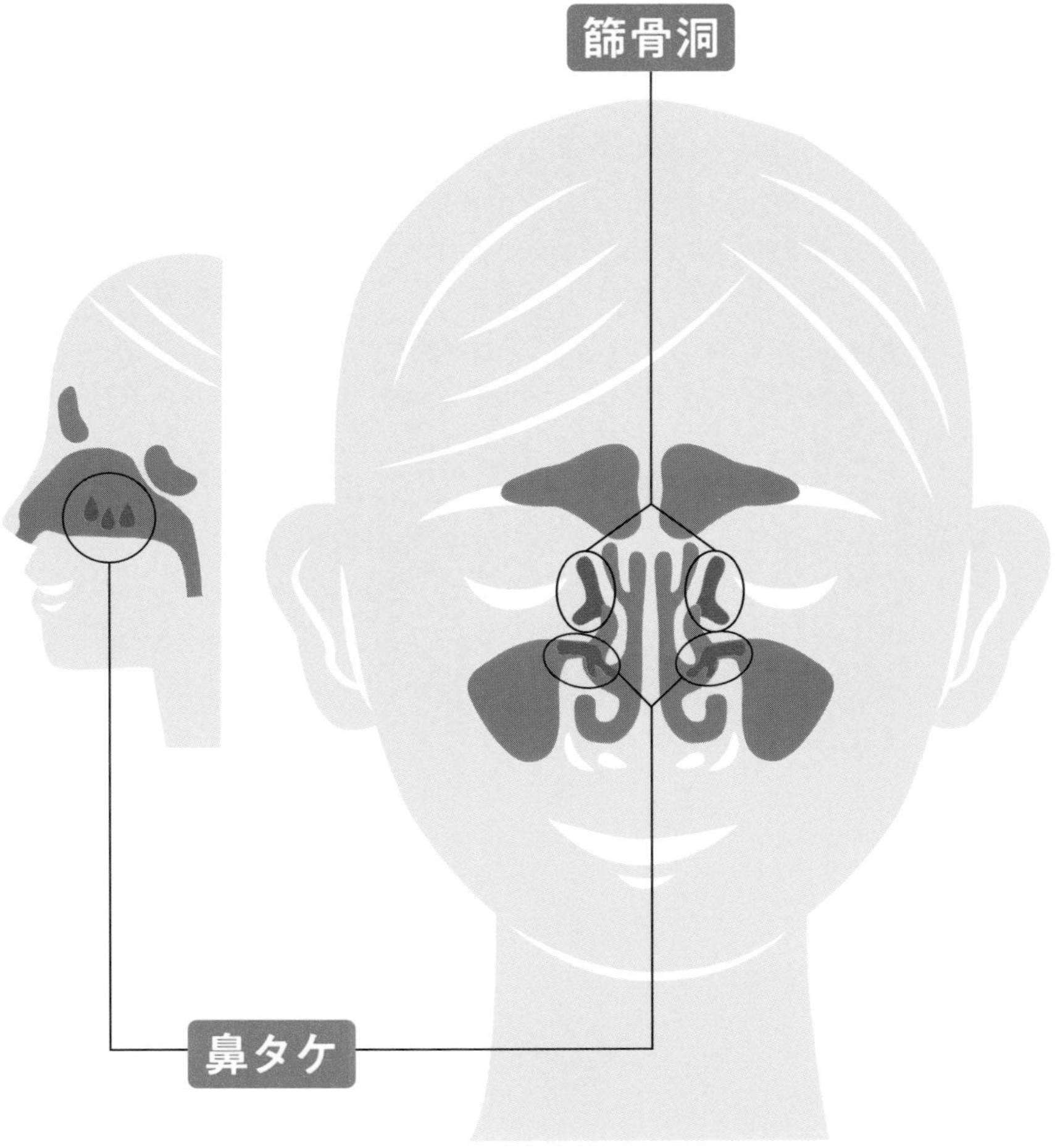

上気道（鼻）の炎症は、下気道（気管支）に影響し、その逆もあります。好酸球性副鼻腔炎は気管支ぜんそくと密接に関わりがあり、好酸球性副鼻腔炎を含む慢性副鼻腔炎の方の約20％が、ぜんそくを併発しているというデータがあります。さらに、慢性副鼻腔炎の程度が重いほど、ぜんそくも重症化しているケースが多いことがわかっています。

好酸球性副鼻腔炎

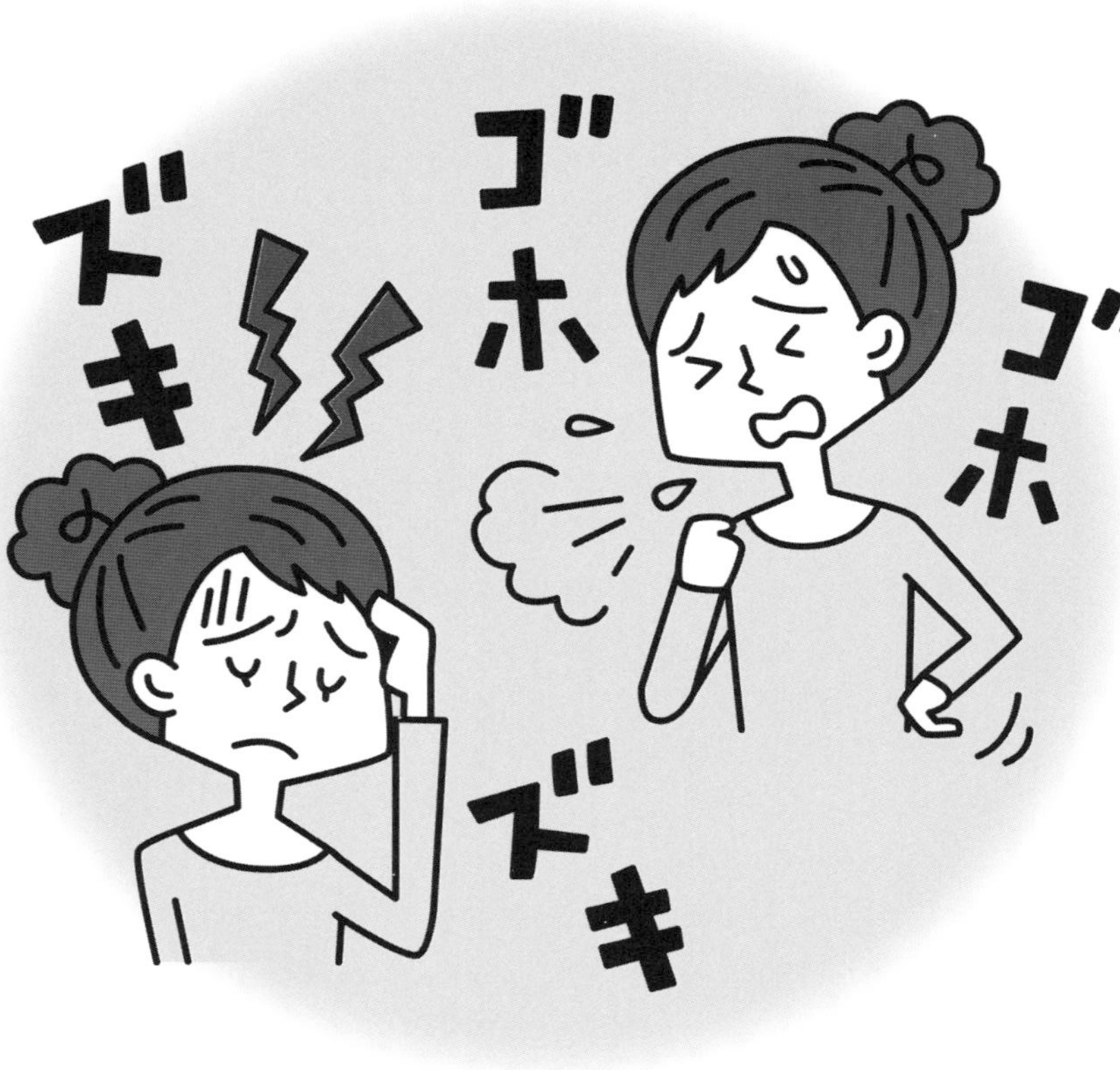

原因

現在まで原因は不明

体を異物などから防御する白血球の一種・好酸球が、本来の働きを超えて暴走し、副鼻腔内に炎症を起こしてしまうことが一因とされています。細菌などを攻撃するために好酸球が集まっているのか、逆に好酸球が集中しすぎて症状が出るのかなど、現在まで、はっきりした原因は特定できていません。

症状

鼻で息ができないことも

ネバネバとした糊のような鼻水、後鼻漏の不快感、そしてポリープにより、鼻で息ができないほど両側の鼻がつまってしまうのがこの病気の特徴です。鼻をかむ、鼻うがいなどでは鼻づまりが解消されないため口呼吸となり、頭が重い感覚や、頭痛、においや味がわからないというような症状も現れます。

おすすめセルフケア

体質改善でセルフコントロールを

完治の難しい病気のため、食事療法や足りない栄養素を補うサプリメントの活用などで体質改善を図りましょう。鼻を清潔に保つ鼻うがいもおすすめです。

鼻うがい
➡50P

食事ケア
➡98P、102P

病院での治療法

ステロイド投薬が基本

通常では、量の調節をしながら3カ月ほどステロイドを服用します。鼻水の粘性が薄れる、においが感じられるようになるなど症状が改善すれば、治療をいったん終了します。鼻タケがとくに大きい、多いという場合は内視鏡手術をしますが、再発することも多く、手術をくり返すこともあります。※

※重症の鼻タケは国の指定難病になっており、助成が受けられる場合もあります。詳しくは主治医にご確認ください。

カルテ **3**

2人にひとりがかかるといわれる現代病

アレルギー性鼻炎（花粉症）

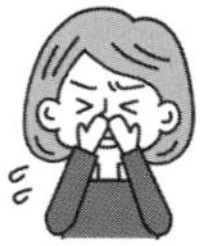

異物に対して体が過剰反応

人間は、体内に入り込んだ異物（アレルゲン）に対して抗体を作ります。再び同じ異物が入ると抗体がアレルギー反応を起こして排除しますが、この反応が過剰になりすぎ、体に不利益を起こすのがアレルギー性鼻炎などの症状です。

アレルギー性鼻炎は、アレルギー反応が過剰になり、くしゃみ、鼻水、鼻づまりが病的に起こる病気です。通年性ではダニやほこりなどのハウスダスト、排気ガスなどがアレルゲンとなり、季節性では花粉症に代表される、スギやヒノキの花粉などがアレルゲンとなります。

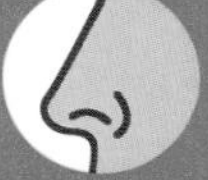

鼻水&鼻の状態

鼻水

- 色：透明
- 形状：サラサラ

鼻の状態

- 透明でサラサラした鼻水が止めどなく出る
- 立て続けにくしゃみが出る
- なんとなく1年じゅう鼻がグズグズしている

View39はアレルゲンを39種類も調べられる

吸入系•その他のアレルゲン（19項目）	
室内塵	ヤケヒョウヒダニ、ハウスダスト
動物	ネコ皮屑、イヌ皮屑
昆虫	ガ、ゴキブリ
樹木	スギ、ヒノキ、ハンノキ（属）、シラカンバ（属）
草本類	カモガヤ、オオアワガエリ、ブタクサ、ヨモギ
空中真菌	アルテルナリア（ススカビ）、アスペルギルス（コウジカビ）
真菌その他	カンジダ、マラセチア（属）、ラテックス

食物系アレルゲン（20項目）	
卵	卵白、オボムコイド
牛乳	ミルク
小麦	小麦
豆•穀•種実類	ピーナッツ、大豆、米、ゴマ、ソバ
甲殻類	エビ、カニ
果物	キウイ、リンゴ、バナナ
魚•肉類	マグロ、サケ、サバ、牛肉、鶏肉、豚肉

近年行われているのが、アレルギー性鼻炎だけでなく、アトピー性皮膚炎、アレルギー性結膜炎、じんましんなどのアレルゲンを一度に39種類調べられる、View39という検査です。検査を受けるには医師の診断が必要で、保険適用されます。ただし、検査結果と自分の反応を照らし合わせて判断することが必要です。

アレルギー性鼻炎（花粉症）

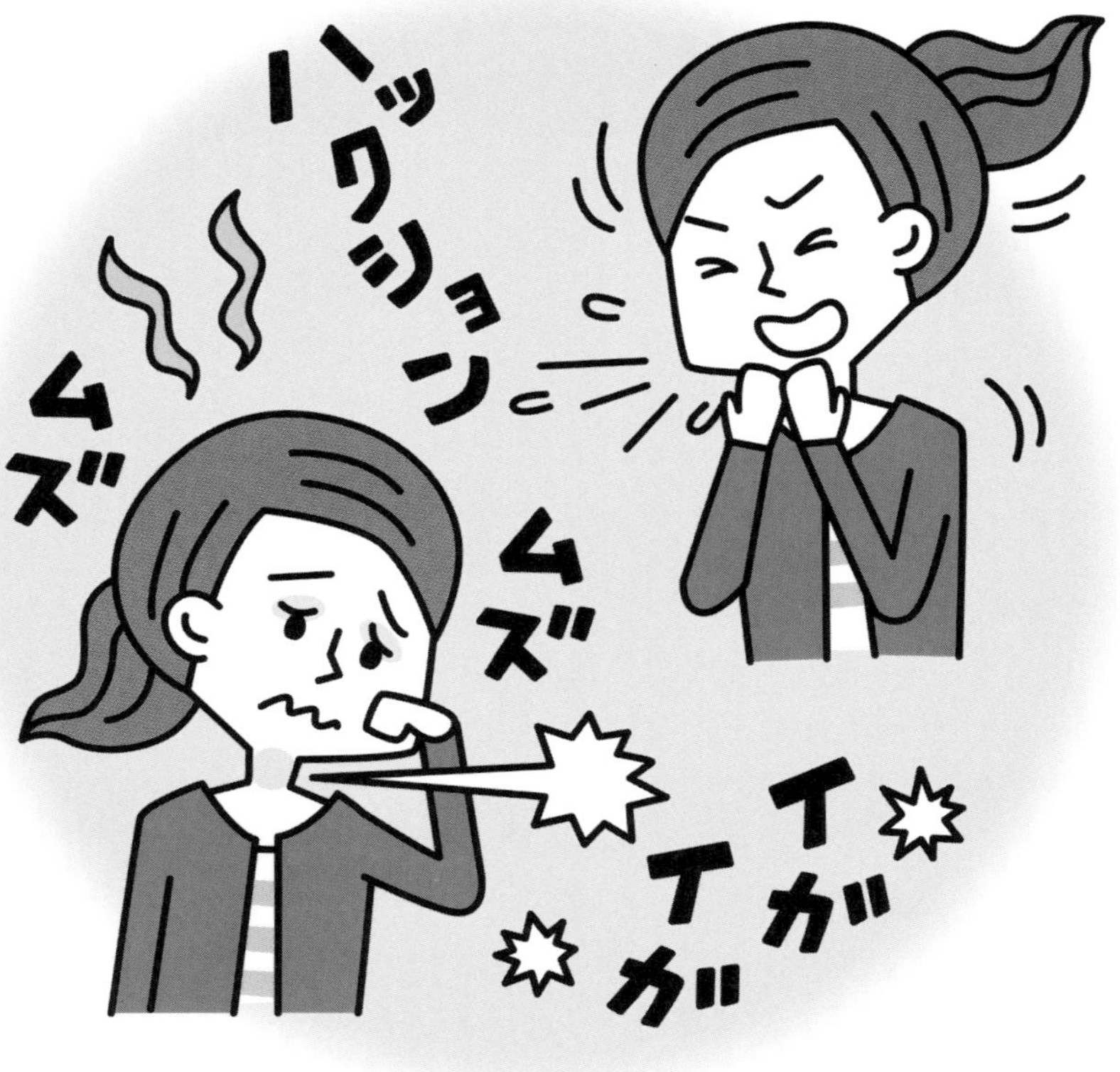

原因となる物質は多岐にわたる

原因

アレルギー性鼻炎の原因となる物質は多岐にわたります。最近では、空中の化学物質、黄砂、PM2.5などが原因物質として確認されています。また、出生後の乳幼児の生育環境が清潔すぎたり、寄生虫などにさらされることが少なくなったために、アレルギー反応が過剰になるのではないかという研究も行われています。

症状

くしゃみ、鼻水、鼻づまり

おもなアレルギー性鼻炎の症状は、通年性、季節性ともに、立て続けに出るくしゃみ、鼻水、鼻づまりです。この3つの症状が出ていると、アレルギー性鼻炎が疑われます。花粉症の場合は、これらの症状に加えて、目のかゆみや充血、喉のかゆみ、熱っぽいなどの症状も現れます。鼻水は透明でサラサラしています。

おすすめセルフケア

腸内環境を整えることがカギ

定期的に鼻うがいをして鼻の中をきれいに保つことが大切です。腸内環境や栄養バランスを整える食事療法を取り入れることで、体質改善も目指します。

鼻うがい ➡50P
オイル点鼻 ➡54P
食事ケア ➡94P、98P、106P

病院での治療法

手術、服薬など種類もさまざま

内服薬としては抗ヒスタミン薬、抗ロイコトリエン薬、ステロイド薬など多種類があります。とくに花粉症は、症状が出る前に服薬する必要があります。ほかにも、アレルゲンを患者の舌の下に入れて粘膜から吸収させる舌下免疫療法や、鼻の中の大きいひだ（下甲介粘膜）を焼くレーザー手術もあります。

カルテ

4

副鼻腔真菌症

免疫力が弱まると発症の可能性あり

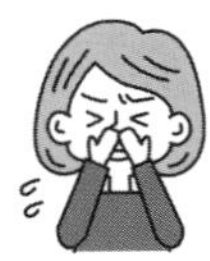

カビが鼻の中に繁殖する病気

副鼻腔に侵入した真菌（カビ）が原因で、炎症が起こる病気です。片側だけに症状が出ることが多く、上顎洞に真菌の塊が形成されると、強い炎症を引き起こし、鼻の中から悪臭がしてくることもあります。

原因菌とされるのは、アスペルギルスがもっとも多く、ムコール、カンジダの症例もあります。通常は鼻の内部でカビが繁殖することはないとされていますが、がんなどの治療中、抗生剤による長期治療で免疫力が低下しているときなどに、この病気にかかる場合があります。

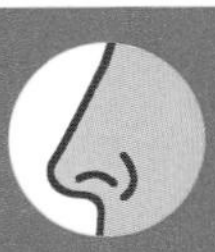

鼻水＆鼻の状態

鼻水

- 色：濃い黄色、ときには黒に近い場合も
- 形状：サラサラ

鼻の状態

- 左右どちらかの鼻から膿状の鼻水が出る
- 鼻のつけ根が痛む、鼻の中がくさい

副鼻腔真菌症を引き起こすカビの種類

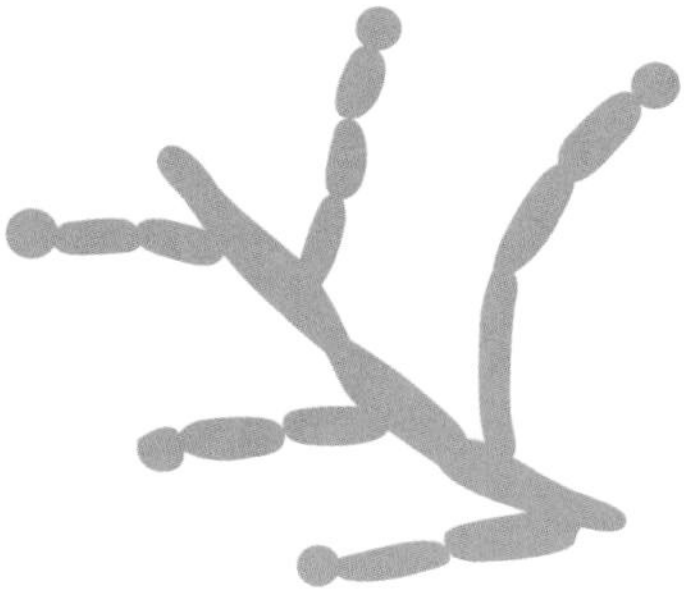

カンジダ

副鼻腔、口や鼻の粘膜、脇の下などで増殖し、皮膚がむけるなどの症状があるカンジダは、がん治療、糖尿病、妊娠、抗菌薬の服用などで増殖し、発症します。

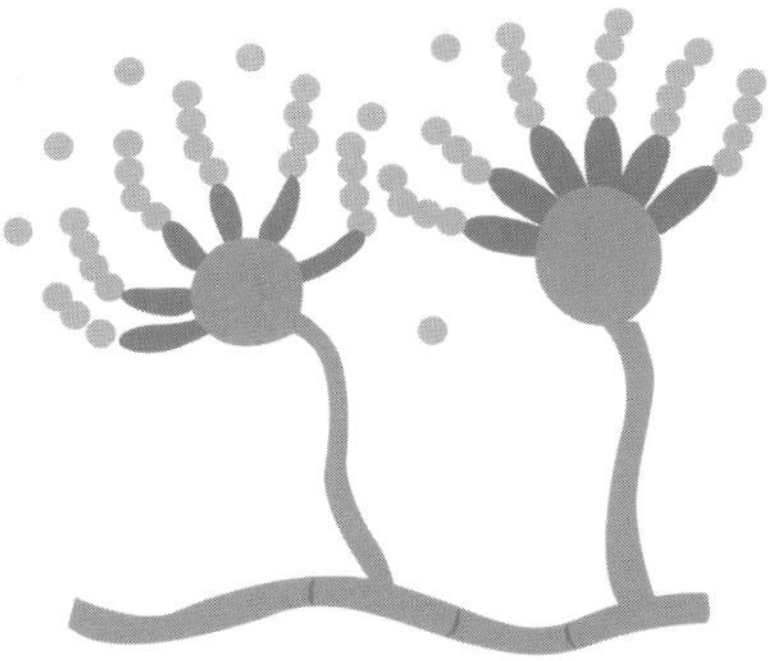

アスペルギルス

副鼻腔で感染が起きると鼻づまり、鼻水などの症状が出ます。肺で侵襲性の感染が起きると、発熱、胸痛、呼吸困難が起こり、治療しなければ死に至ることがあります。

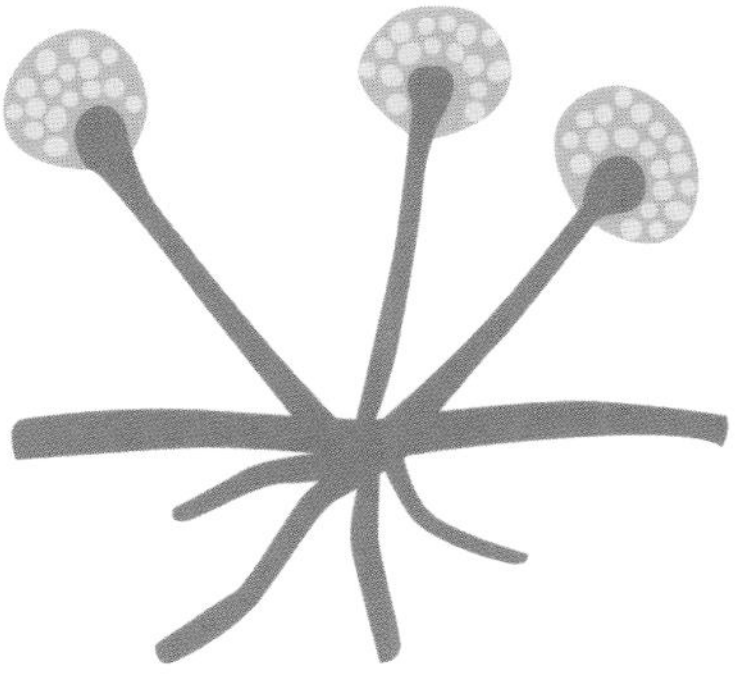

ムコール

アスペルギルスと同様に、鼻づまり、鼻水などの症状が出ます。とくに、鼻脳型ムコール症という重度の感染症にかかると、目や鼻などの組織が破壊され、命にかかわります。

アスペルギルスやムコールは、たい肥の中などや、家屋の通気口、空気中のほこりの中など、屋内外のどこにでも存在している真菌で、ほとんどの方はこの胞子を吸い込んで生活しています。カンジダは、人間の口、消化管、膣に常在する菌で通常は人体に害はありません。これらの菌は、免疫機能が極端に弱まることで体内で増殖し、炎症を起こします。

副鼻腔真菌症

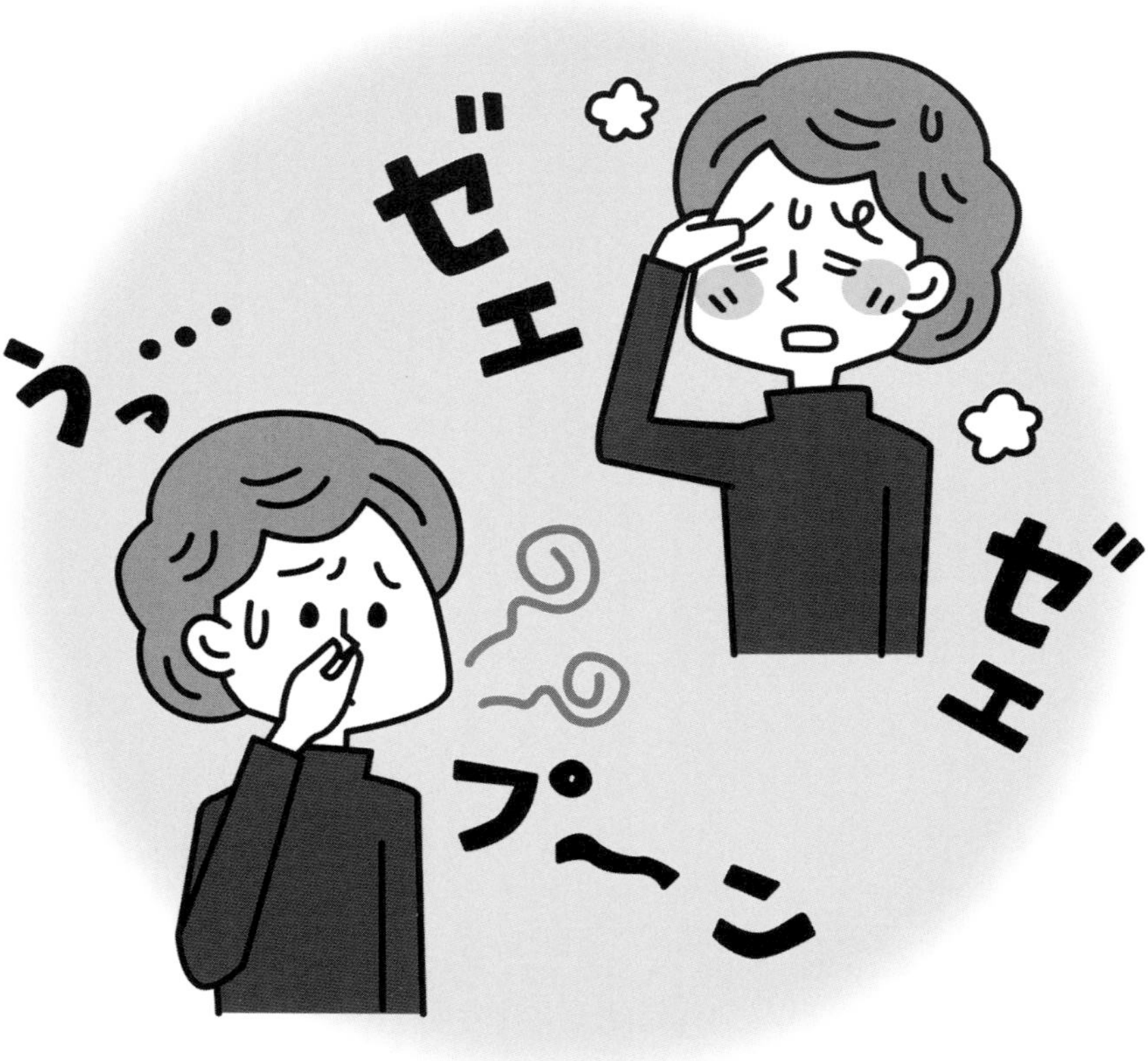

抵抗力が低下して感染することも

原因

日常に存在するカビが原因のため、特定の要因はありませんが、ストレスなどで免疫力が弱まっていると、健康な方でもかかる場合があります。ステロイド剤、免疫抑制剤、抗がん剤を使用している場合や、がん罹患中の方、過剰に抗生物質の服用をくり返している方などにも起こることがあります。

症状

鼻水が臭い場合は要注意

片方の鼻から膿性、もしくは粘性の鼻水が出るのが特徴です。悪臭があり、チーズのようなものが鼻から出てくることもあり、鼻のつけ根が痛くなったり、鼻血が出る場合もあります。大半は副鼻腔内に限られた炎症ですが、悪化すると目や脳の中に入り込み、上顎洞の骨を壊すことがあります。

おすすめセルフケア

真菌を洗い流す鼻うがいがおすすめ

耳鼻咽喉科の処置でも、まずは真菌を徹底的に洗い流すことが基本なので、鼻腔内を洗うことができる鼻うがいがマストです。毎日の習慣にしたいものです。

鼻うがい ➡50P

食事ケア ➡106P、118P

病院での治療法

残らず取り除くことが肝心

抗真菌薬が開発されていますが、効果が限られるため、これに頼りきることはなく、基本的には手術が必要とされています。また、副鼻腔内をしっかりと洗浄し、真菌を取り除くことも重要です。副鼻腔真菌症の中でも、アレルギー性の場合は、ステロイドを中心とした薬物治療と手術を併用します。

カルテ 5

慢性上咽頭炎

関係のない臓器に飛び火感染することも

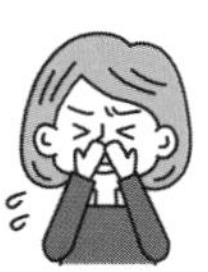

上咽頭は体を異物から守る砦

上咽頭は、鼻の穴の奥に位置し、ここで左右の鼻から吸い込んだ空気が合流する、空気の通り道です。ここにはリンパ球が存在し、つねに戦闘態勢にあります。常時細菌やウイルスを攻撃しているため、健康な人でも軽い炎症が起きています。

この部位の炎症が3週間以上続いている場合に慢性と呼ばれ、後鼻漏や咳・痰の症状が出るようになります。上咽頭炎がやっかいなのは、ここにある炎症物質が血流にのって全身を駆けめぐり、関係のない腎臓、関節、皮膚など全身に広がる病巣感染を引き起こすことで、根本的な治療が必要です。

鼻水&鼻の状態

鼻水

- 色：ほぼ透明
- 形状：少なくサラサラ

鼻の状態

- 軽度の鼻づまり感
- 後鼻漏に悩まされることが多い
- 鼻から喉の奥にかけて違和感がある
- 鼻や喉に痛みがあり、痰がからみやすい

慢性上咽頭炎が引き起こすと考えられている諸症状

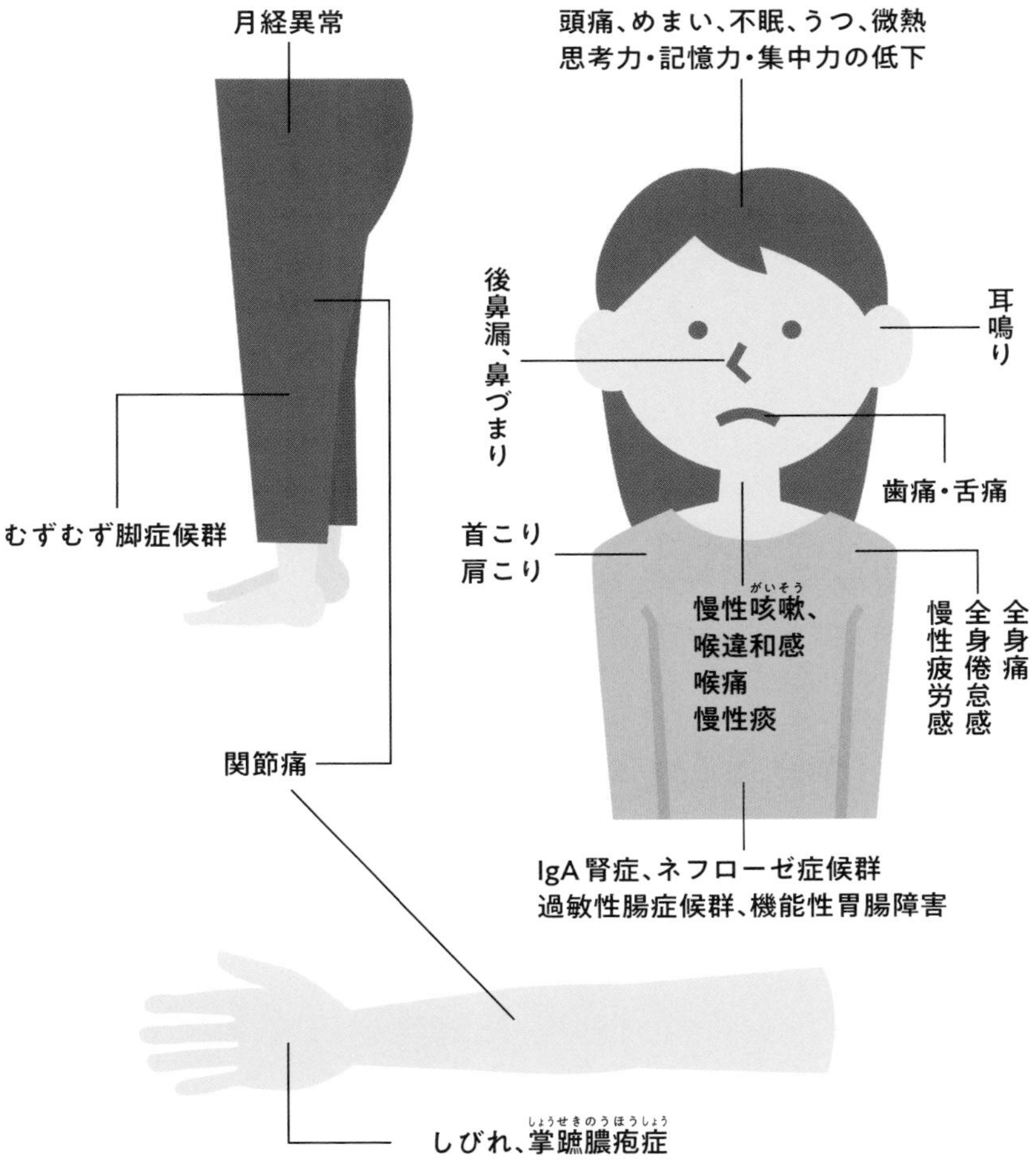

慢性上咽頭炎は、上咽頭炎そのものの症状もさることながら、上咽頭炎を起点として一見関連のない臓器に飛び火し、炎症を引き起こす病巣感染の原病巣となることです。病巣感染の典型的な病気とされるのがIgA腎症。ほかにも過敏性腸症候群、ネフローゼ症候群、頭痛、肩こり、うつ、関節痛など多岐にわたる症状が出る可能性があります。

カルテ 5

慢性上咽頭炎

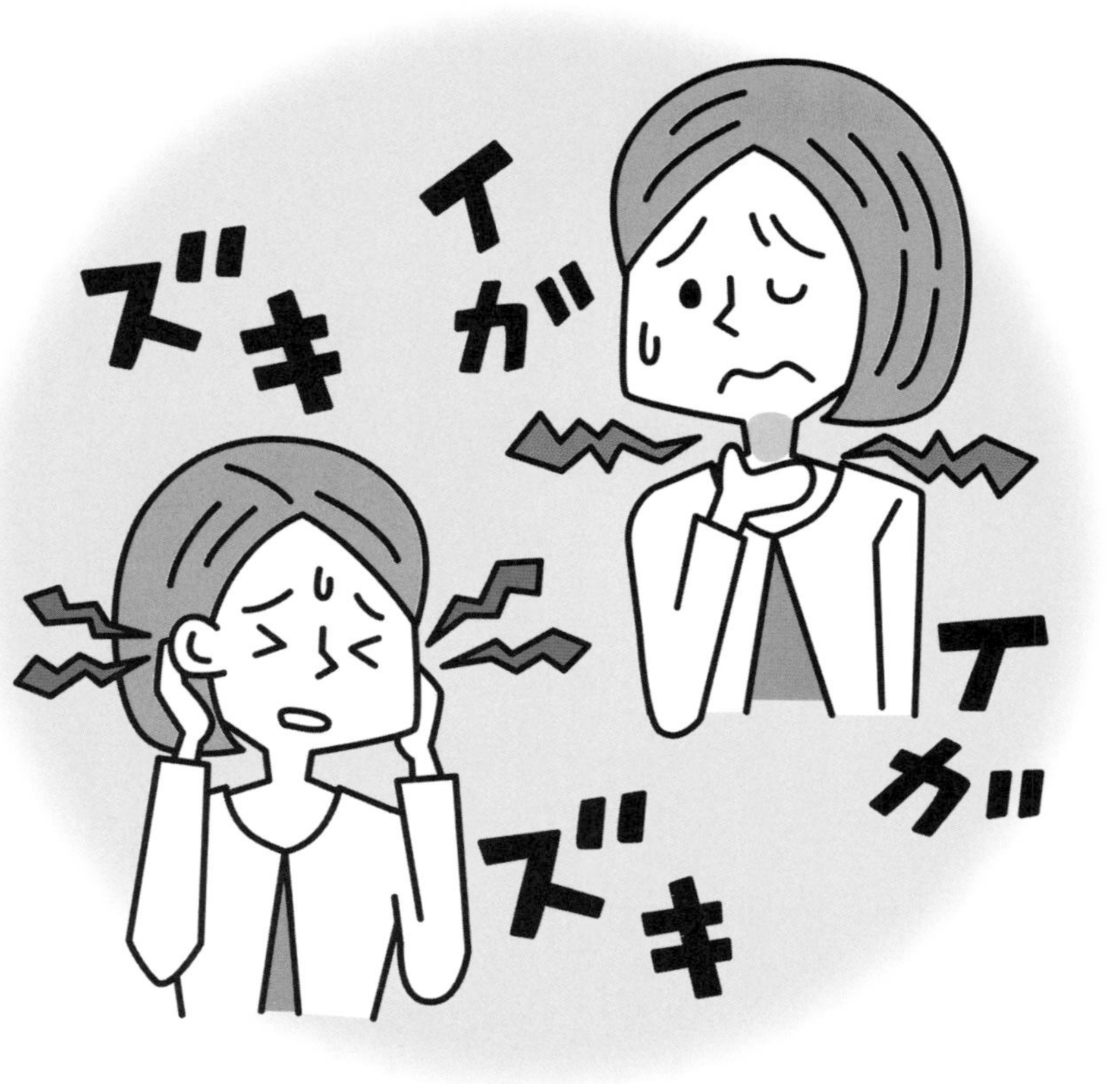

原因

免疫機能の低下で蔓延化

上咽頭は、外から取り込まれた空気に直接触れる部位です。細菌やウイルスなど異物にさらされる場所のため、たくさんの免疫細胞が待機しています。ストレスなどの要因で免疫機能が落ち込んでいると、上咽頭の処理能力が下がって異物などの影響を受け、炎症が悪化・蔓延化すると考えられています。

症状

長年、後鼻漏に悩む人も

外に出る鼻水の量は少なく、鼻づまりも軽度の場合が多いですが、鼻水が喉にたれ落ちる後鼻漏に悩む方が多くみられます。喉の奥に違和感や痛みを感じたり、痰がからみやすい、声が出しにくいなどの症状も出ます。鼻や喉だけでなく、耳の後ろの痛み、頭痛、肩・首こりなどさまざまな症例があります。

おすすめセルフケア

普段洗えない場所を洗浄できる

上咽頭は鼻の奥、喉の天井部分に位置し、口を開けても見えない部分にあります。鼻うがいであれば、副鼻腔を含む一帯を洗浄できるのでおすすめです。

鼻うがい
➡50P

食事ケア
➡98P、118P

病院での治療法

検査と治療が同時にできる方法

効果的な治療法として、EAT（上咽頭擦過治療）があります。塩化亜鉛溶液をしみこませた綿棒を差し込み、慢性炎症の起こっている上咽頭をこする方法で、治療と同時に、炎症の程度を検査できます。これをくり返すと痛みや出血が治まります。セルフケアを併用すると改善が早くなります。

カルテ

6

鼻の中心の仕切りが曲がる病気

鼻中隔湾曲症

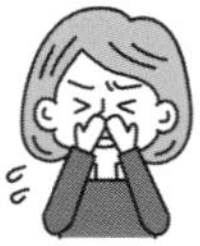

症状の有無は湾曲の程度による

鼻の穴を左右にわけている仕切りの壁を鼻中隔と呼びます。

この鼻中隔は、軟骨と骨で構成されています。成長過程で鼻中隔も成長していきますが、軟骨の成長スピードが骨よりも速いため、**骨の位置に合わせて軟骨が湾曲する**ことがあります。

これが鼻中隔湾曲症の典型的な原因ですが、大人になってからも、事故で鼻を強打するなどの外的要因で湾曲することもあります。風邪やアレルギー性鼻炎ではないのに、鼻づまりやいびきに悩んでいる方は、鼻中隔湾曲症の可能性を考えて、耳鼻咽喉科を受診することをおすすめします。

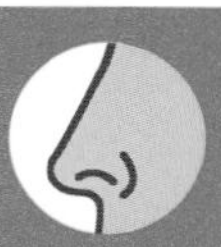

鼻水&鼻の状態

鼻水

- 色、形状：ともになし

鼻の状態

- 左右のどちらか極端に狭くなっている方がいつも鼻づまりを起こしている
- いつも、または急に、においを感じない
- 鼻がつまり、口呼吸になっている

鼻中隔のゆがみがひどい場合は手術の可能性も

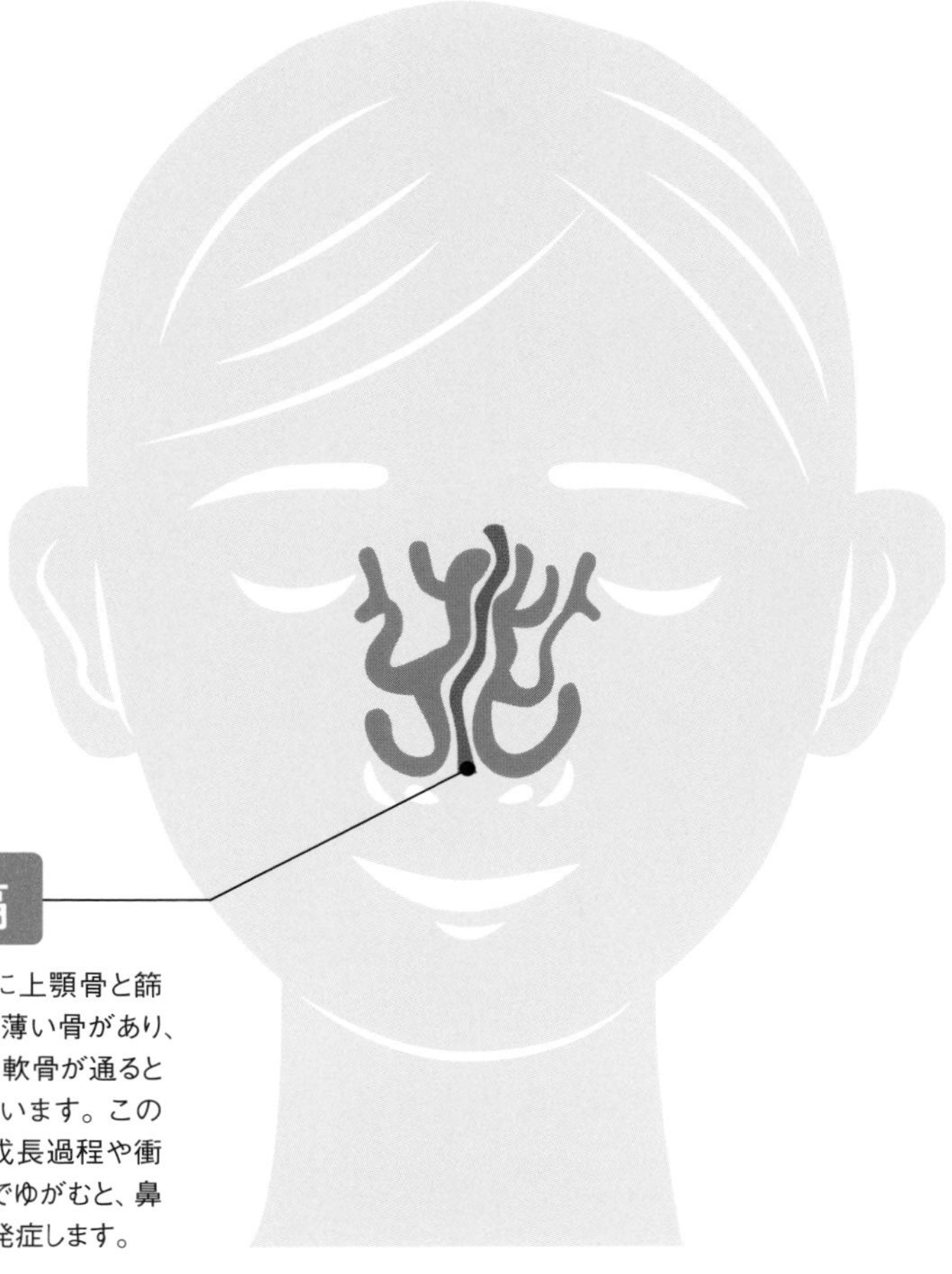

鼻《び》中《ちゅう》隔《かく》

鼻中隔は上下に上顎骨と篩骨正中板という薄い骨があり、その間を鼻中隔軟骨が通るという構造をしています。この鼻中隔軟骨が成長過程や衝撃を受けることでゆがむと、鼻中隔湾曲症が発症します。

鼻中隔のゆがみには、C形、S形などさまざまな形があります。片方の鼻がつまることが多いですが、ゆがみ方によっては両方の鼻がつまることも、もちろんあります。ゆがみがひどい場合に気をつけなくてはならないのは、アレルギー性鼻炎や慢性副鼻腔炎を合併すること。鼻呼吸ができなくなり、さらなる病状の悪化を招いてしまいます。

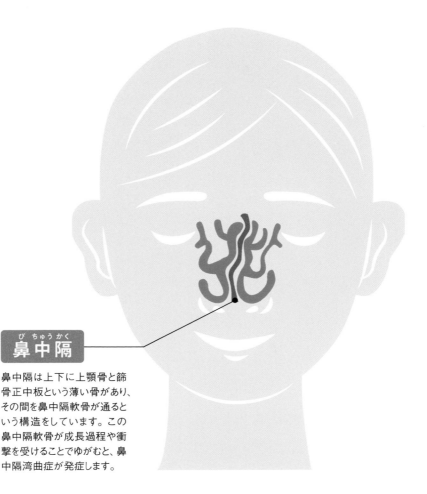

カルテ 6

鼻中隔湾曲症

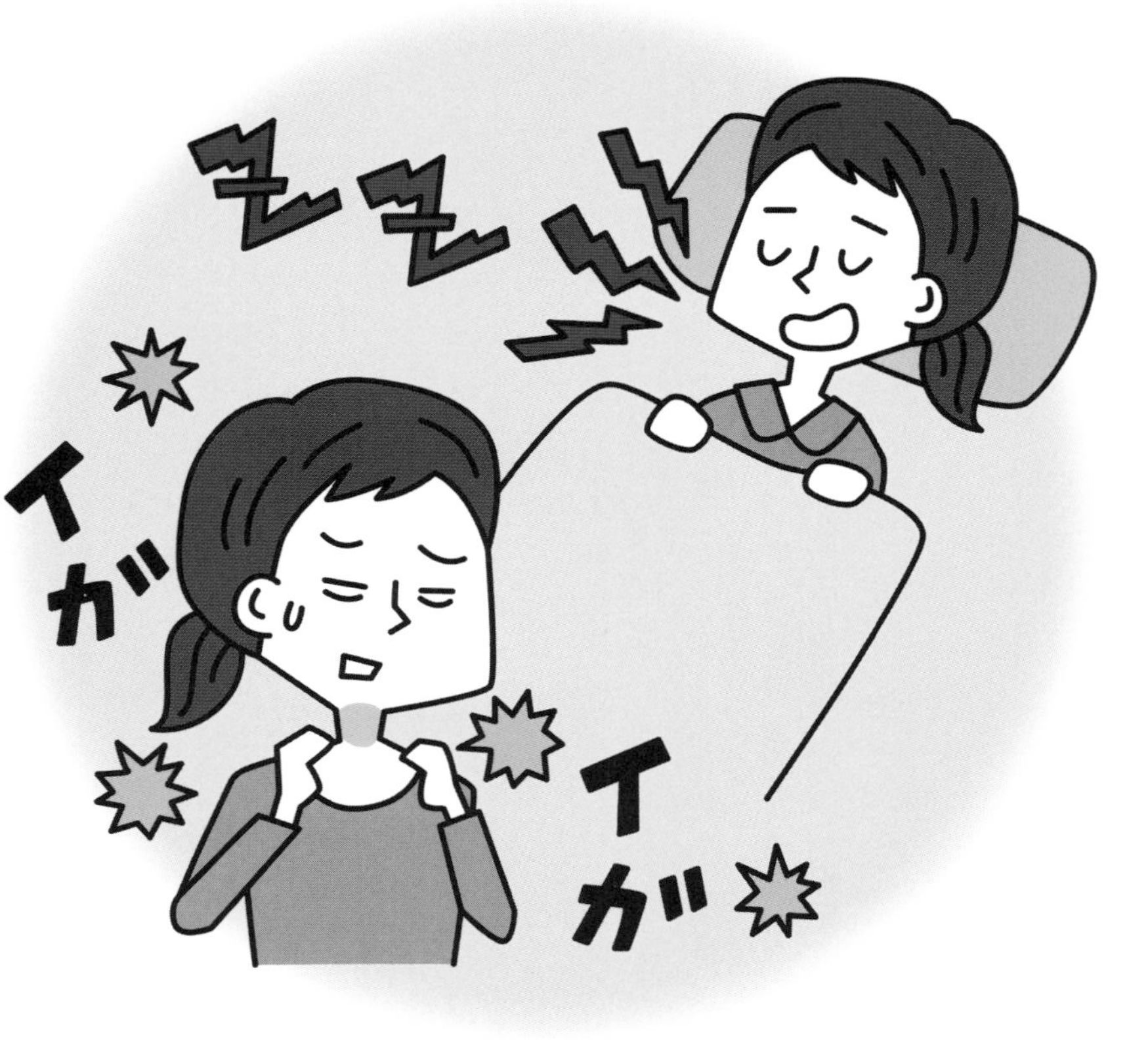

湾曲がない人はほとんどいない

原因

人それぞれ、背の高さや顔つきが違うように、鼻中隔がまったく湾曲しておらず、まっすぐな人はほとんどいません。湾曲の程度が問題となります。急速に成長する思春期などに変形が強くなる傾向があり、小学生で約70%、思春期を過ぎると約90%の人にある程度の湾曲ができるといわれています。

症状

においがわからないことも

鼻中隔が大きくゆがみ、左右のどちらかが極端に狭くなっている場合には、狭くなった方にのみ、鼻づまりが発生する場合があり、においがわからないというケースも。ひどいいびき、喉の痛み、咳がよく出る、偏頭痛があるという症状をもつ方もいます。鼻をかむと出血することもあるようです。

おすすめセルフケア

鼻の健康を保つことが重要

慢性副鼻腔炎やアレルギー性鼻炎を合併させると、睡眠時無呼吸症候群になりやすくなります。鼻うがいやオイル点鼻で鼻をケアして健康を保つことが大切です。

鼻うがい ➡50P
オイル点鼻 ➡54P
食事ケア ➡102P

病院での治療法

ひどい場合には手術を

変形が強く、においがわからない、息が吸いづらいという場合には、軟骨と骨を切除して鼻中隔の形を整える鼻中隔矯正手術を全身麻酔で行います。一般的には、成長期を過ぎた15～18歳以降に行います。手術は鼻の内側から行うので傷が残りにくく、合併症もほとんどないのが利点といえます。

カルテ 7

血管運動性鼻炎

自律神経の乱れで鼻水が止まらなくなる

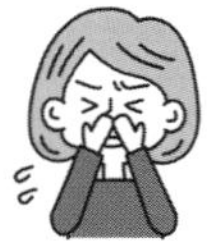

生活習慣の改善で治ることも

自律神経の乱れによって、鼻水がコントロールできずに大量に出てしまうことを血管運動性鼻炎といいます。透明の鼻水が大量に出ることから、アレルギー性鼻炎と誤解されがちですが、目のかゆみなどはありません。

自律神経は、寒いときには血管を収縮させて体温を保ち、暑いときは血管を拡張させて体温を逃がしていますが、自律神経が働かなくなると、寒暖差や気温差を感じたときに鼻水が出て止まらなくなります。しばらくすると治まる点も特徴的で、自律神経を整える生活習慣の改善が必要となります。

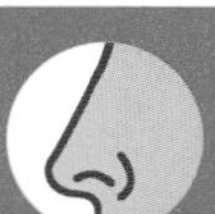

鼻水&鼻の状態

鼻水
- 色：透明
- 形状：サラサラ

鼻の状態
一定の時間鼻水が止まらない

おすすめセルフケア

足湯
➡59P

食事ケア
➡102P

カルテ 8

加齢性鼻炎

高齢になると起こる老化現象のひとつ

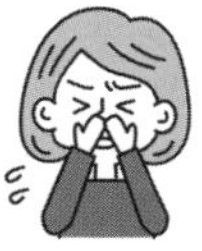

運動、食事でアンチエイジングを

加齢性鼻炎は別名を「老人性鼻炎」ともいい、加齢によって引き起こされる鼻炎です。

老化現象にはさまざまなものがありますが、鼻腔や喉の粘膜も萎縮や機能低下が起こります。自律神経も乱れがちになるため、水っぽい鼻水が出るようになります。粘膜の機能低下によって保水できなくなった鼻水が喉に流れ落ち、夜間に後鼻漏による咳がひどくなり、熟睡できなくなる方もいます。

ほとんどの方で乾燥や冷えが起こっているので、マスク・マフラーで保温につとめ、セルフケアを積極的に行いましょう。

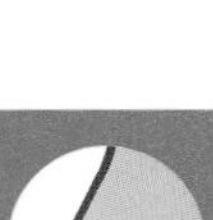

鼻水&鼻の状態

鼻水
- 色：透明
- 形状：サラサラ

鼻の状態
鼻づまり、後鼻漏感

おすすめセルフケア

鼻うがい ➡50P
オイル点鼻 ➡54P
鼻カイロ ➡57P
食事ケア ➡118P

こんなときは、我慢せずに診察を！

病院に行くべきケース7

case 1 薬を飲んでも効果がない

鼻がつまったと思い、市販の鼻炎薬を飲んだが、ぜんぜん治る気配がない場合には、ほかの病気を疑う必要があります。耳鼻咽喉科以外の内科などで処方された鼻の薬の効果がない場合も同様です。

case 2 1カ月以上鼻の調子が悪い

厳密に○日以上という決まりがあるわけではないですが、普段から鼻トラブルがなく健康な方が、1カ月以上も調子が悪いとなれば、セルフケアでは解決できない問題が潜んでいると考え、耳鼻咽喉科などの医療機関で診察を受けましょう。

case 3 痛みがある、出血がある

息を吸うだけでも痛みが出る場合や、出血があるときは、腫瘍などの病気が隠れていることがあります。

ただし、急性副鼻腔炎でも痛みが出る場合があるので、痛んだら必ず腫瘍が原因というわけではありません。

case 4 いびきが大きいとき

一緒に寝ている人が起きてしまうほどの大きないび

きや、起床時にスッキリしない、昼間に強烈に眠くなるなどの症状がある場合は、睡眠時無呼吸症候群の可能性を考え、診察を受けたほうがいいでしょう。

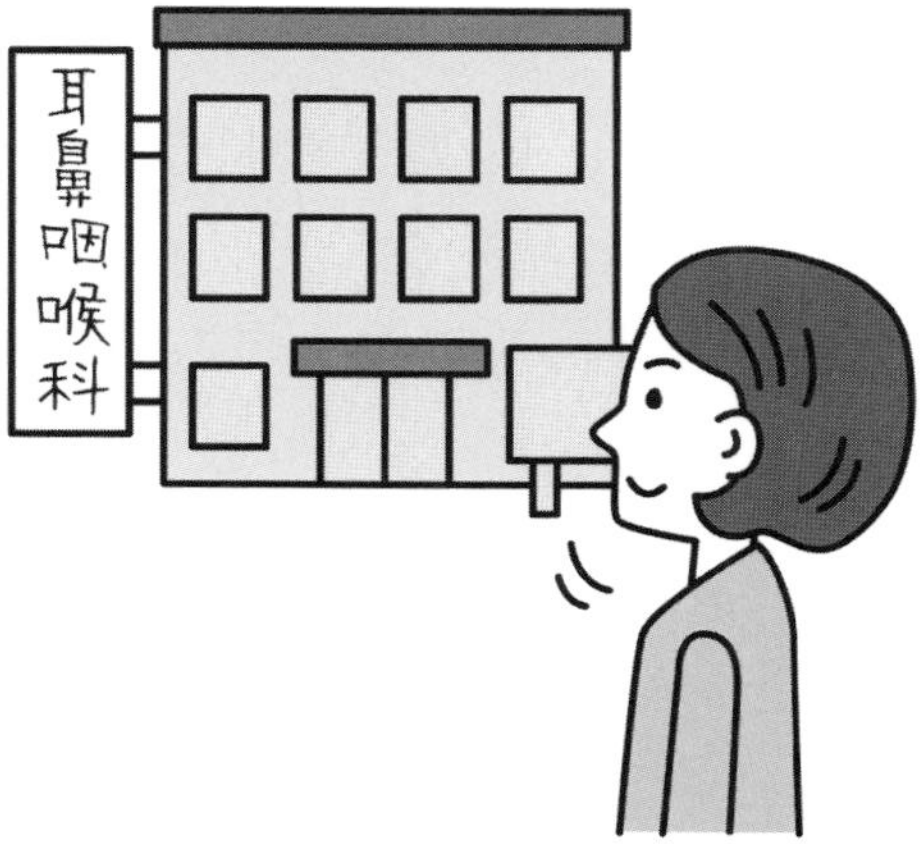

case 5 手術を受けたのに、また鼻がつまる

過去に副鼻腔炎などのトラブルで手術を受けたことがあり、一度は完治したものの、再度鼻づまりや鼻水などの症状が出てつらいという場合は、再発の可能性があります。耳鼻咽喉科で再診察を受けてください。

case 6 においがしない

年齢にもよりますが、アルツハイマー型認知症の初期症状として嗅覚低下が起こることがあります。とくに50代以上の方は、においがわからなくなったら早めに耳鼻咽喉科で相談することをおすすめします。

case 7 小学校低学年以下の子ども

自分で症状をうまく伝えられない幼児や児童は、親などがしっかり体調を見守ることが大事です。常に鼻がつまっている、鼻水が続いているなどの症状があれば、小児科か耳鼻咽喉科に連れていきましょう。

Column

副鼻腔炎の方が悩まされる 後鼻漏とは？

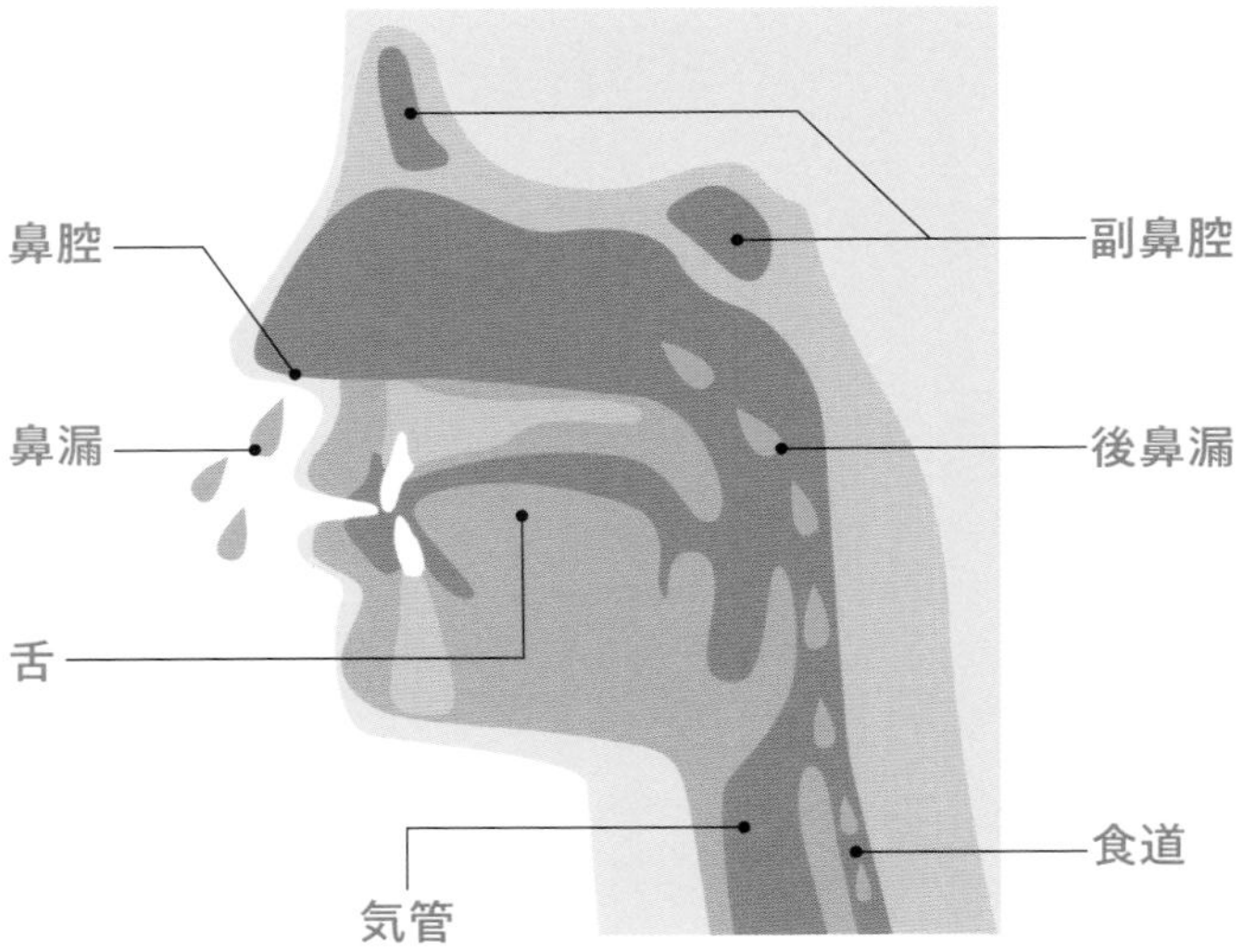

鼻から出る鼻水は「鼻漏《びろう》」といいます。健康な人の鼻漏はほぼ透明でサラサラしており、1日におよそ1.5リットルが分泌されています。

健康であれば、その約半量は鼻の穴から排出され、約半量は咽頭や喉頭を加湿するために、鼻腔の奥から食道に流れています。後鼻漏はこのように、健康な人でも毎日起こっていますが、副鼻腔炎などで炎症が起きていると鼻漏の粘度が高まり、かつ大量に喉に流れ込むことになります。これが不快感を感じさせ、睡眠が妨げられることもあります。

そのほかに鼻から喉にかけての粘膜が萎縮・乾燥することで鼻汁が張りつきやすくなり、後鼻漏を感じるケースがあります。内視鏡で鼻咽腔を診察しても、さほど異状が見られません。私はこの症状を「後鼻漏感」と呼び、鼻腔、口腔の乾燥を防ぐ鼻うがいやオイル点鼻をすすめています。

第2部

自力で改善！鼻トラブルの簡単セルフケア

治りにくい鼻の不調には、実はセルフケアが重要です。「長期間症状が出ている」「治ってまたかかるをくり返す」「薬が効きにくい」「複数の病院にかかってもよくならない」このどれかに当てはまる方は、鼻うがいなどのセルフケアをはじめてみましょう。

鼻の中にたまったウイルス、細菌、膿を手軽に除去

鼻うがい（鼻腔洗浄）

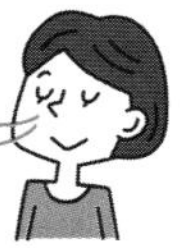

すべての鼻トラブルに基本のセルフケア

鼻腔内に炎症が起きている場合、鼻をかんだり、うがいをするだけでは、鼻腔の奥や上咽頭などにある細菌や異物の除去をすることが十分にできません。

しかし、生理食塩水で奥まで洗い流せる鼻うがいなら、鼻をかんでも出にくい粘性のある鼻水や、風邪やアレルギーの原因物質を取り除くことができます。

鼻づまり、鼻水や頭痛、嗅覚障害、後鼻漏、喉の違和感など、**病院を変えても原因がわからない多くの症状で悩む方に、まずは毎日の鼻うがいをおすすめします。**

＼鼻うがいって痛い？ 大変？／

初めて試した人の 耳より 体験談

●鼻うがいを毎日実践していましたら、症状がすこぶる改善して、後鼻漏もほぼ解消しました。寝起きなど多少の痰が出るものの、実践する前とでは大違いです。（Aさん・40代女性）

●常に鼻が乾燥していて、鼻の中がよく切れて痛い思いをしていました。鼻うがいを試したら、乾燥しなくなり、快適です。（Tさん・60代女性）

鼻うがいの容器を自作してみましょう

［用意するもの］

●100円ショップなどで売っている液体容器（ドレッシング容器）
●シリコン製イヤホンパッド

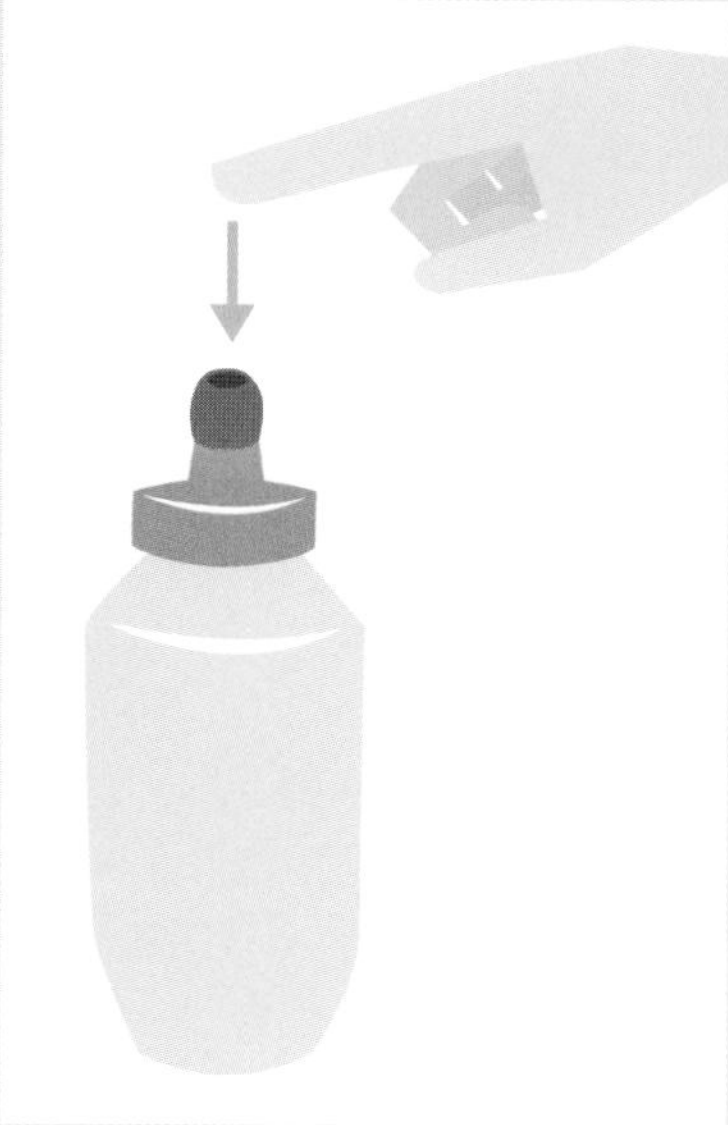

1 シリコン製イヤホンパッド、液体容器をよく洗い、乾かしておく。

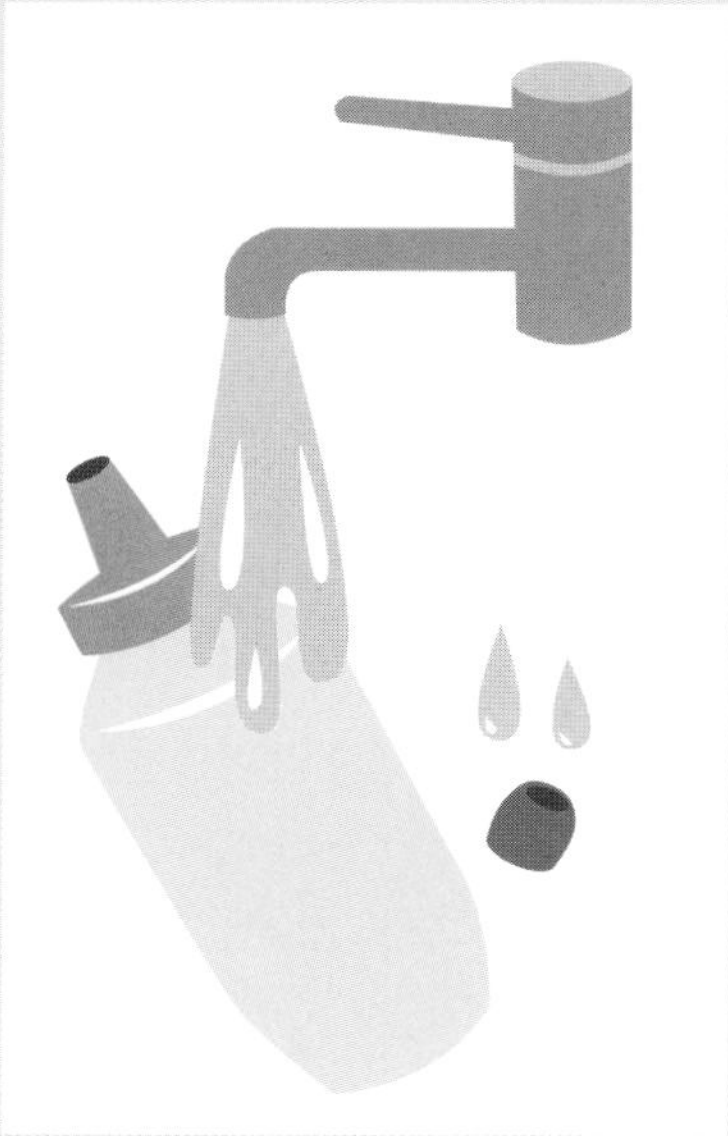

2 液体容器の注ぎ口の大きさにピッタリ合うイヤホンパッドを奥までしっかり入れる。

注意

・使用する液体容器の耐熱温度（電子レンジの使用はできるかなど）を確認。
・シリコン製イヤホンパッドは、鼻の穴の中に押し込まない。
・容器の注ぎ口に合わないゆるいパッドは使用しない。

How to

痛くない、ツーンとしない、鼻にやさしい洗浄方法

鼻うがいのやり方

［用意するもの］

●鼻うがい容器 …51ページで自作したもの、または市販のもの

●塩 …小さじ1/2（3g） ●水 …330ml

1

水を沸騰させ、30〜35度になるまで冷ます。

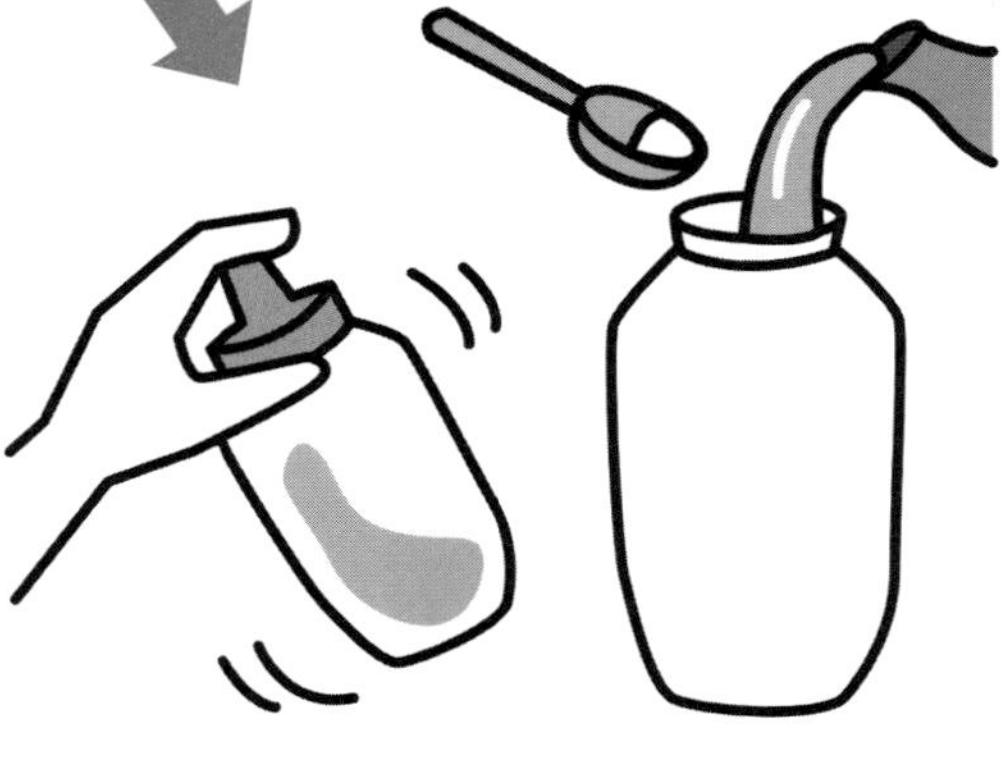

2

鼻うがい容器に1のぬるま湯と塩を入れる。注ぎ口を押さえて振り、塩をよく混ぜる。

3

洗面台に顔を突き出し、あごを引いて鼻うがい容器の注ぎ口を鼻の穴にあてる。

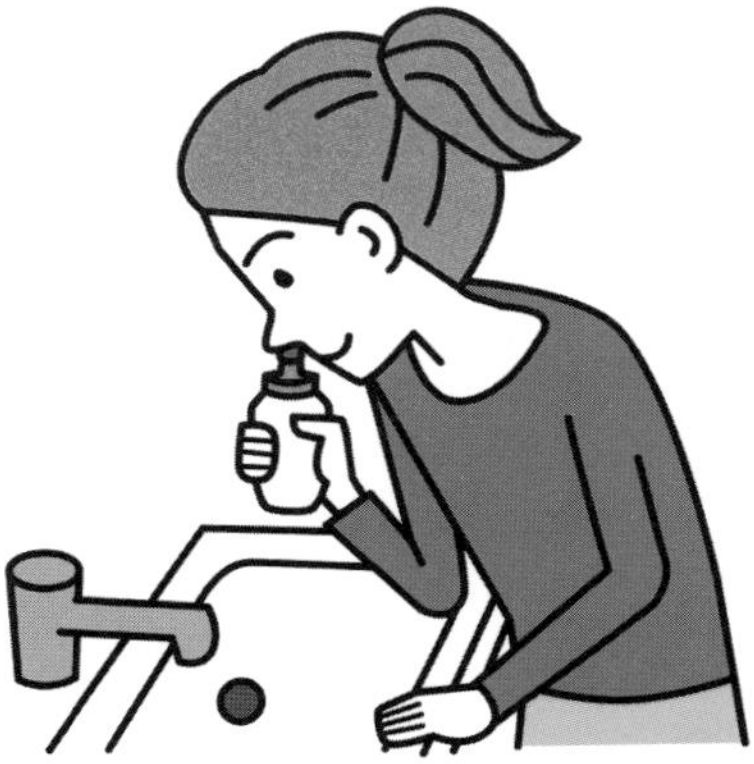

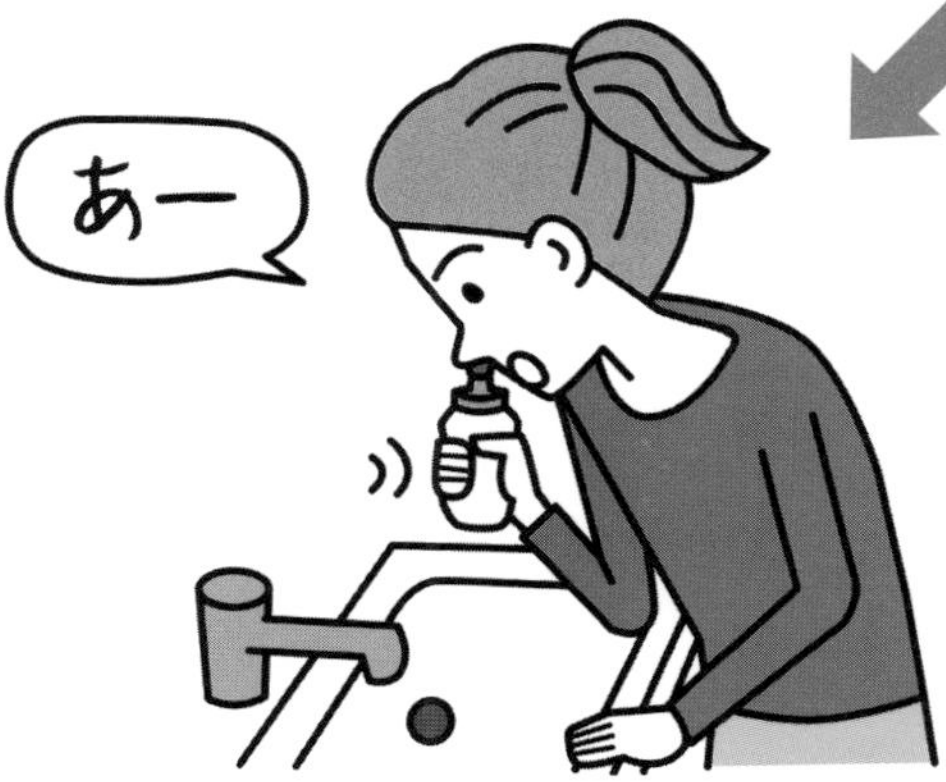

4

「あ――」と声を出しながら、ゆっくり容器を押してぬるま湯を出し、鼻の中を洗う。容器の半分の量を出したら、もう一方の鼻にも同じように行う。勢いよく出したり、吸い込んだりせずに、ゆっくり行う。

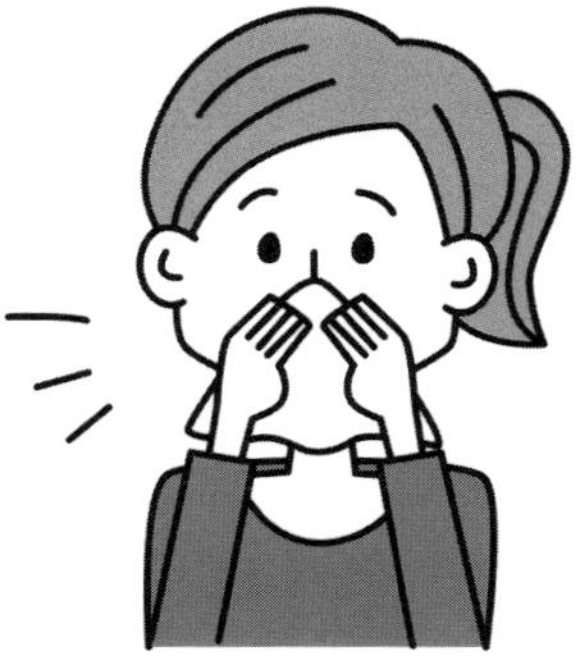

5

ティッシュペーパーなどで鼻の中の水気をぬぐう。水気が鼻の奥に残っている感覚があるなら、軽く鼻をかんでもOK。

※鼻うがいの容器と液は、便利な市販品もあります。

鼻うがいのあとに行うことで保湿効果がＵＰ

オイル点鼻

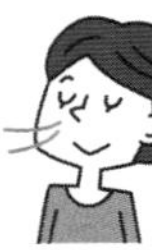

鼻・口の乾燥が特にひどいときに

耳がかゆい、痰がきれない、咳が続く、喉がつまる・痛い、声がかれる、鼻腔内が切れやすいなどの症状は、乾燥が原因であることが多々あります。

鼻の中が乾燥すると、バリア機能が低下し、細菌やウイルスが繁殖しやすくなります。これを防ぐためにオイル点鼻が最適です。鼻腔内が切れているなどの症状がなければ、まず鼻うがいで鼻腔内をきれいにしてから、オイル点鼻をしましょう。

オイルによって鼻腔内の潤いが持続することで、鼻づまりはもちろん、口腔内乾燥、風邪対策にも役立ちます。

コパイバマリマリもオススメ

アマゾン奥地に住むインディオたちが、その薬効を重宝してきたのが、アマゾン川流域に自生するコパイバマリマリの樹液です。鼻うがいのあとに点鼻で使用すると、炎症抑制効果があるので、慢性鼻炎や扁桃腺が弱い患者さんなどに、とくにおすすめしています。

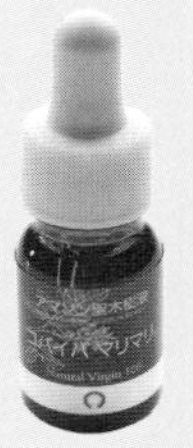

ネット通販などで手に入る

How to

オイル点鼻のやり方

においの少ないごま油ではじめましょう

［用意するもの］

- 太白《たいはく》ごま油（太白はサラサラしていて使いやすい）
- 100円ショップなどで売っているスポイト

1 あおむけに寝る、もしくはイスの背もたれに寄りかかり、ホットタオルで首筋と鼻柱を温める。頭をそらし、鼻の穴を上向きにする。

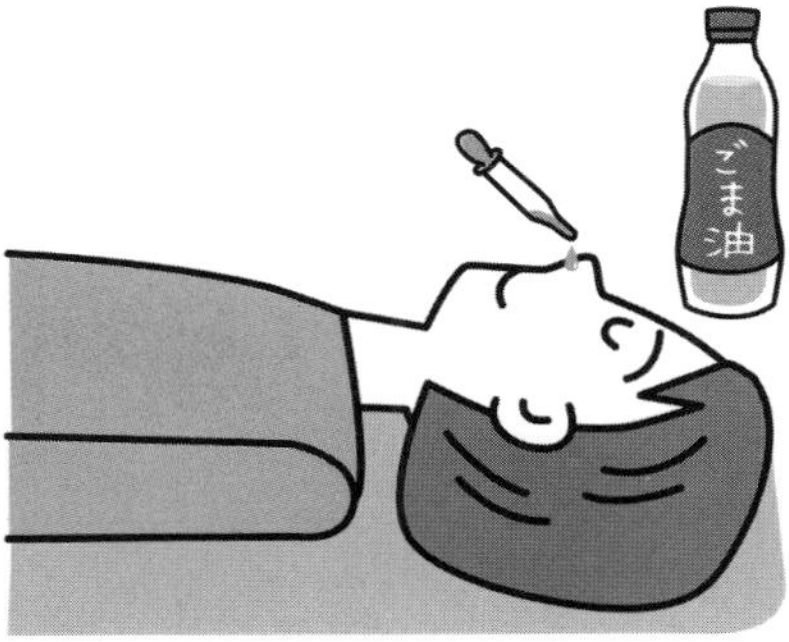

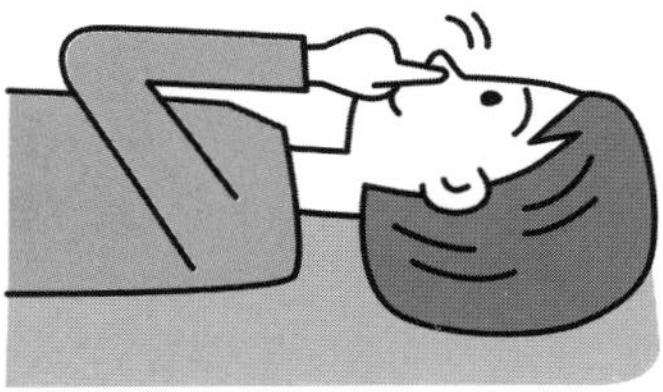

2 スポイトで2、3滴の量のごま油をとり、片方の鼻の穴に落とす。あまり鼻の奥までスポイトの先を入れないようにする。

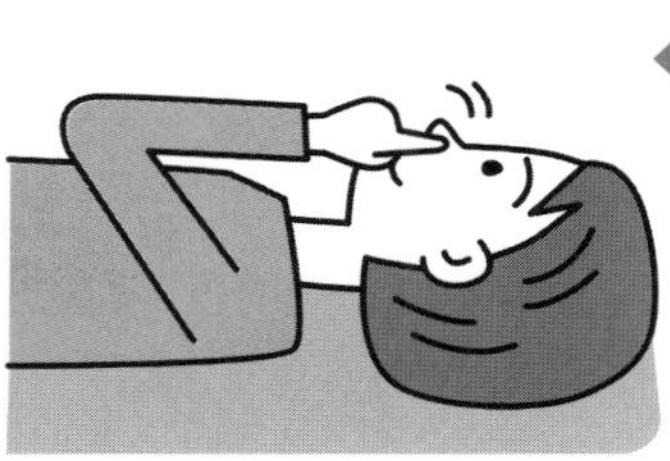

3 点鼻をした方の鼻の外脇をこすり、鼻の中のオイルを全体になじませるようにする。反対側も同じように行う。

4 喉にオイルが流れてきたら、吐き出し、ぬるめのお湯で軽くうがいをする。

首や腰を痛めていて、寝る姿勢がとりにくい方は、立つ、または座った姿勢のまま上を向いて点鼻してください。

How to

鼻水の粘度を弱め、スムーズな体外排出を促す

重曹鼻うがい

［用意するもの］

- 鼻うがい容器（P51で自作したもの、または市販のもの）
- 重曹（食用）…2.5g
- 塩 …5g
- ぬるま湯 …500ml

1 鼻うがい容器の中にぬるま湯を入れ、次に塩、重曹を入れ、注ぎ口を押さえてよく振り混ぜる。

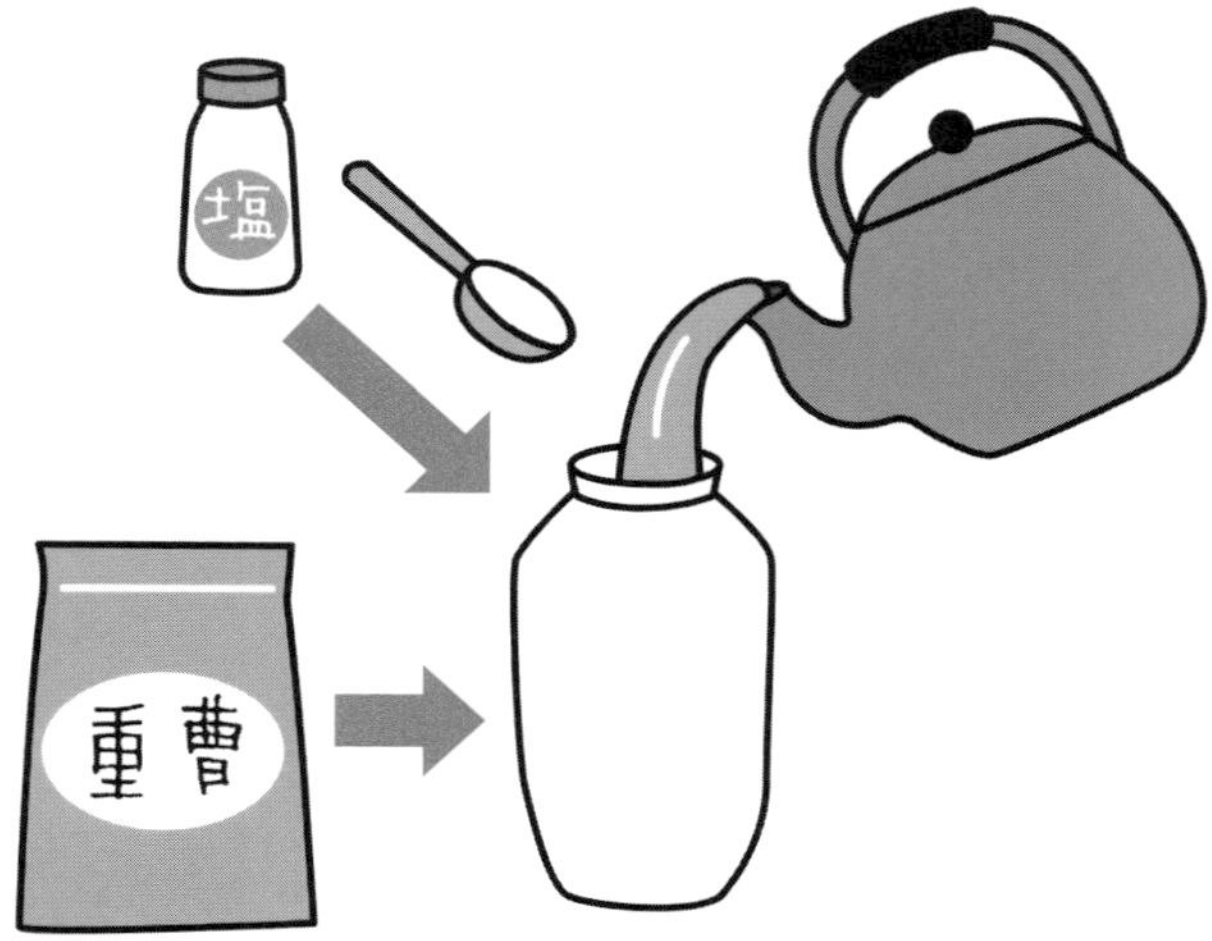

2 52ページと同じ手順で鼻うがいを行う。

慢性化した鼻トラブルは鼻うがいに重曹を

鼻腔や副鼻腔内は繊毛に覆われています。繊毛は、ほこり、細菌、ウイルスなどの異物を鼻水と一緒に外へ送り出す働きがあります。しかし、粘性が強く、ネバネバした頑固な鼻水が、繊毛に絡みつくと、働きが衰えてしまいます。こうした粘性をともなう鼻水に悩んでいる方は、粘度を弱める働きのある重曹鼻うがいが最適です。

How to

鼻カイロ

起床時に起こりがちな鼻づまりもこれで解消

［用意するもの］
●ハンドタオル
またはミニタオル

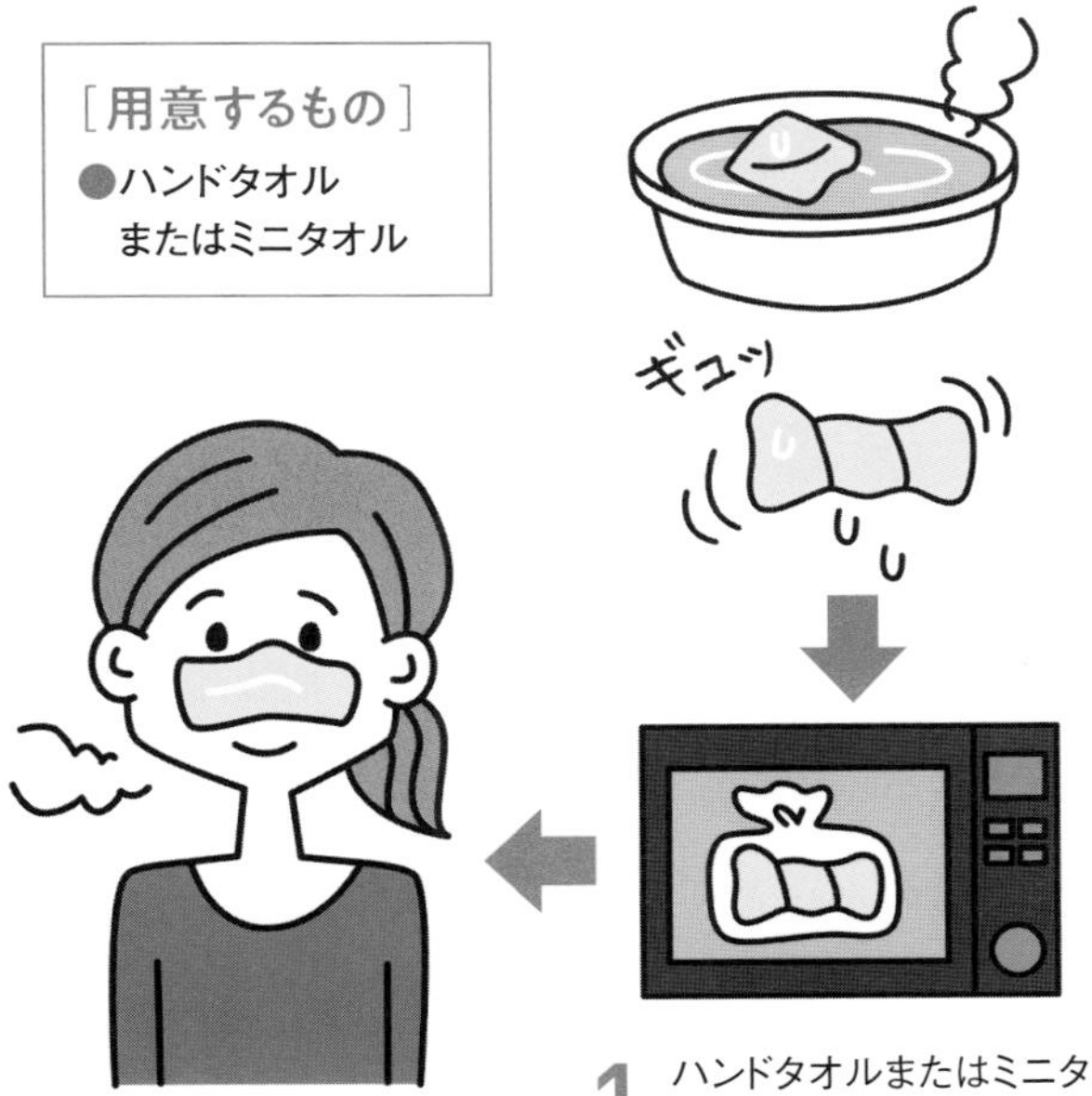

1 ハンドタオルまたはミニタオルを40～50度のお湯につけて軽く絞る。もしくは、水で濡らしたタオルを軽く絞り、耐熱ポリ袋などに入れて電子レンジ（600W）で30秒～1分加熱する。

2 鼻のつけ根（いちばんへこんでいる部分）から鼻の穴までを温めたタオルで覆う。

3 タオルがぬるくなるまでゆっくり鼻呼吸を行う。鼻水が出ているようなら、軽く鼻をかむ。

就寝前、またはお風呂タイムに行うと効果アップ

鼻を温めると、鼻腔内の血流がよくなり、鼻通りもよくなります。起床時に鼻がつまる理由のひとつに、夜間の血行不良があります。鼻カイロを就寝前や入浴中などに行うことで、翌朝の鼻づまり予防だけでなく、快眠効果も期待できます。鼻づまりが起きやすい加齢性鼻炎の方にもおすすめです。

足首輪ゴム

輪ゴムひとつでアレルギー性鼻炎の症状をやわらげる

How to

［用意するもの］
●輪ゴム（16号、直径38mm）…1本

1
両足のくるぶしの下にある「照海」のツボを押し、左右どちらのツボが「硬い」「痛い」と感じるかを確認する。

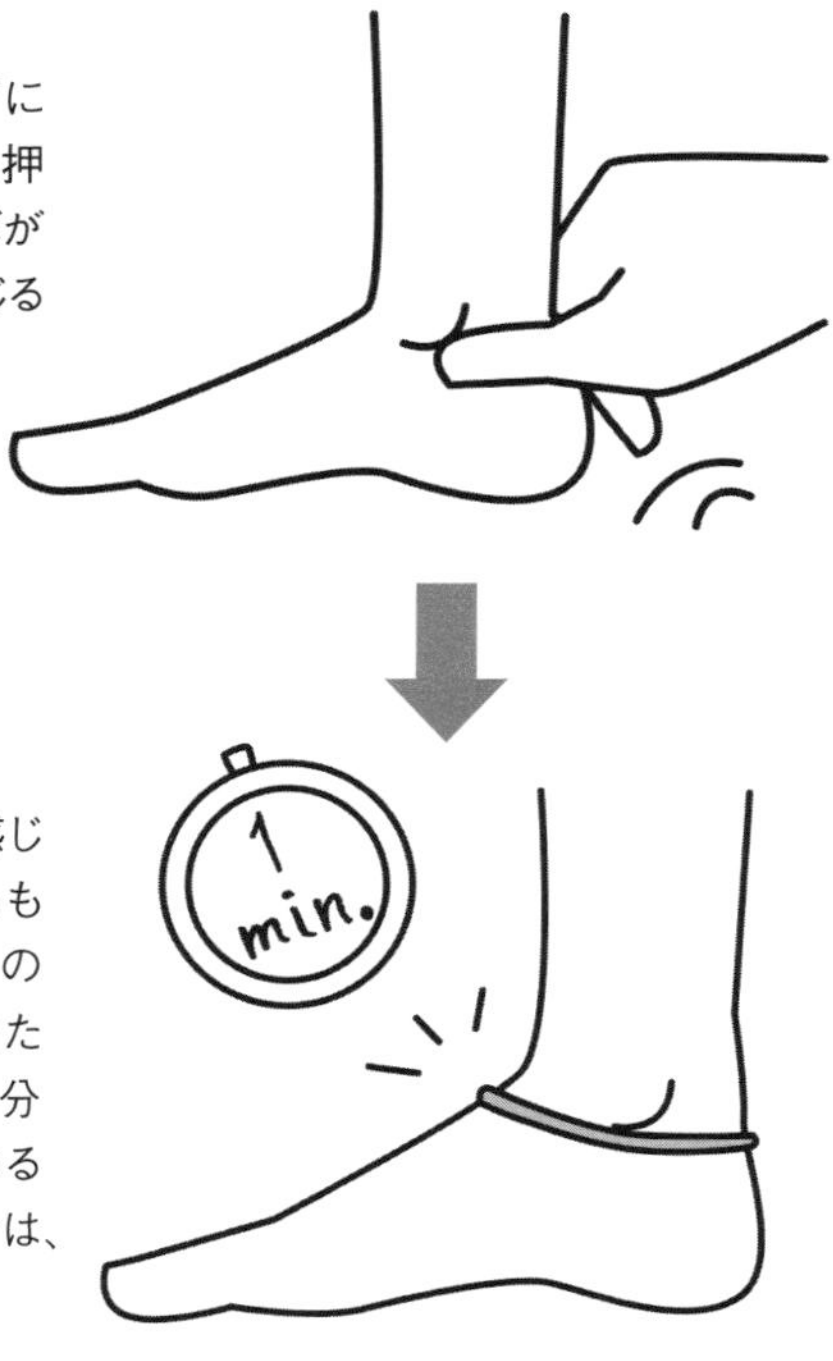

2
「硬い」「痛い」と感じた方の足首（どちらも同じ場合は右足）の「照海」のツボに当たるように輪ゴムを1分間巻く。輪ゴムがゆるくてズレてしまう場合は、靴下の上から巻く。

足のツボを刺激して上半身の交感神経を優位に

上半身の副交感神経の働きは下半身を圧迫することで抑えられるとされます（圧自律神経反射）。上半身の鼻づまり、鼻水などを抑えるには、下半身にある足首を輪ゴムで圧迫します。また、輪ゴムを巻くくるぶしの下には、鼻の症状に効く「照海」というツボがあり、そこを刺激することで、鼻の不調を改善しやすくします。

How to

足湯

自律神経を整え、乾いた鼻の穴を加湿する効果も

［用意するもの］
●両足がひたせる大きさのたらい、バケツなど

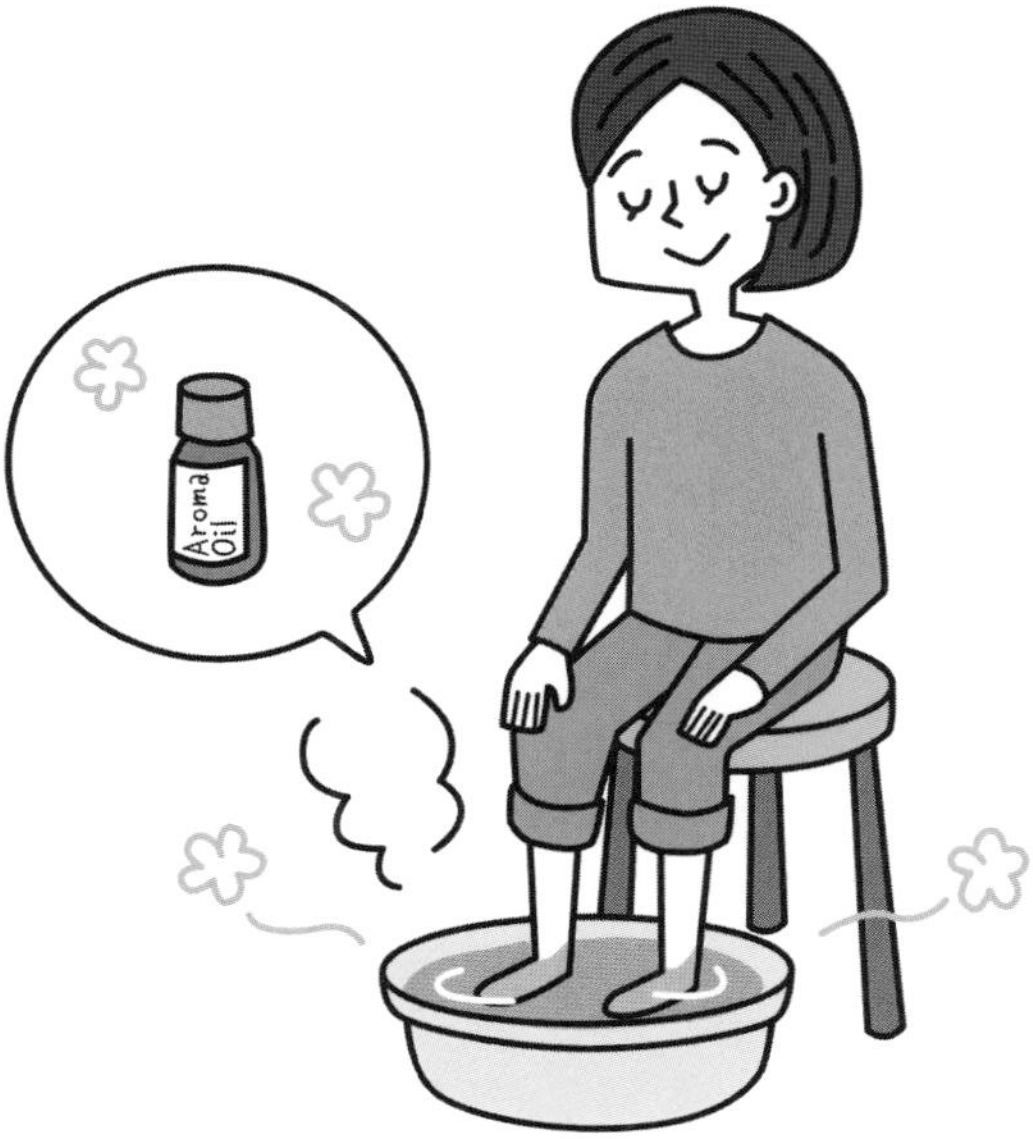

38〜42度のお湯をたらいに張り、お湯が寒くならない程度にぬるくなるまで、足をひたす。お湯に好きな香りのアロマなどを入れると、さらにリラックス効果が期待できる。

心身が休まり、リラックスできる

足湯には、温熱作用で心身が休まり、リラックスする効果があります。加齢や寒暖差など、疾患ではない理由で自律神経が乱れている場合には、副交感神経を優位にさせる足湯が最適です。また、乾いた鼻腔内の加湿にも役立つので、血管運動性鼻炎、アレルギー性鼻炎による後鼻漏などにも適しています。

How to

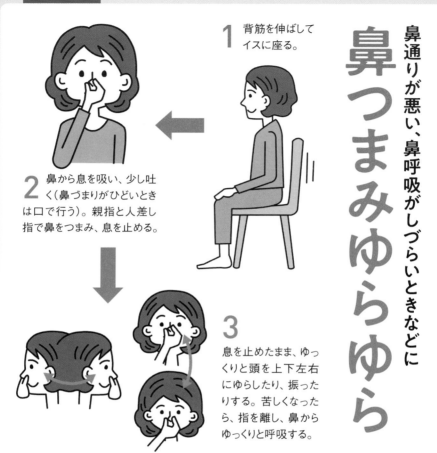

鼻通りが悪い、鼻呼吸がしづらいときなどに

鼻つまみゆらゆら

1 背筋を伸ばしてイスに座る。

2 鼻から息を吸い、少し吐く（鼻づまりがひどいときは口で行う）。親指と人差し指で鼻をつまみ、息を止める。

3 息を止めたまま、ゆっくりと頭を上下左右にゆらしたり、振ったりする。苦しくなったら、指を離し、鼻からゆっくりと呼吸する。

一度で効かないときは、数度にわけてトライ

鼻腔内に炎症もなく、鼻水もたまっていないのに鼻の通りが悪い場合は、なんらかの理由で鼻腔内が狭くなっていることがあります。これを解消するには、鼻をつまんで呼吸を止めること。脳は酸素不足を察知し、体内に空気を取り込むために鼻腔に「広がれ」という指示を出し、鼻通りをよくします。無理のない程度に行いましょう。

How to

小指湿布

手の小指に貼るだけで花粉症予防、緩和が期待できる

［用意するもの］
- 湿布（粘着面が白いパップ剤使用のもの）
- サージカルテープ
- ハサミ

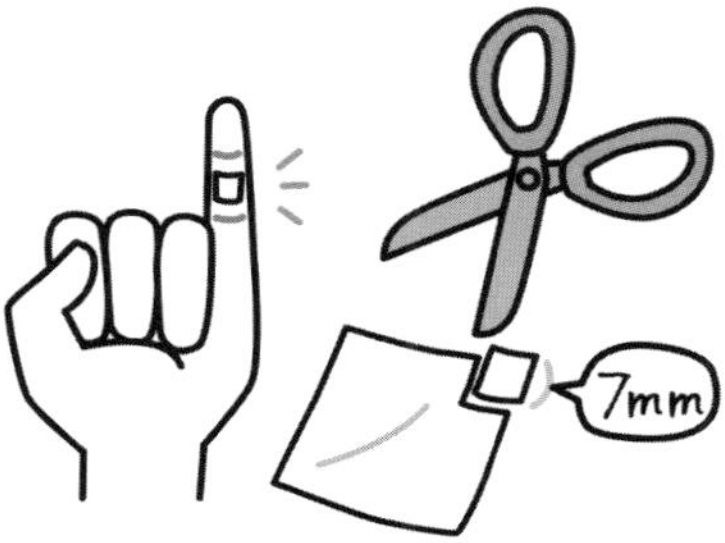

1 湿布を約7mm角に切り、両手の小指の手のひら側の第一関節と第二関節の間に貼る。

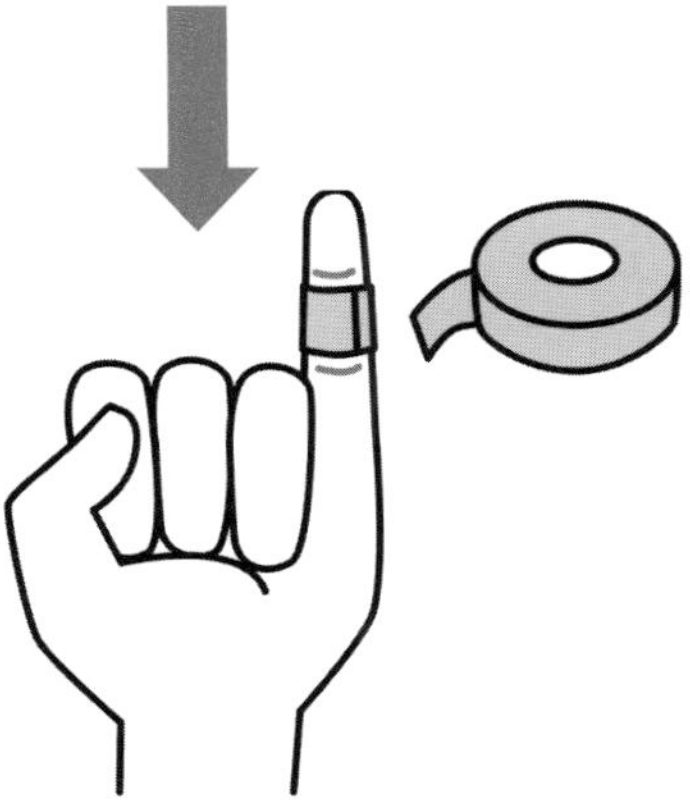

2 サージカルテープ（なければ絆創膏）で湿布を動かないようにとめる。朝、就寝前の1日2回が目安。花粉症の場合は両方の手に貼り、鼻づまりの場合は症状が出ている側に貼る。

自律神経の乱れを整えて、鼻腔内の環境改善

原因のわからない副鼻腔炎、鼻づまりなどの症状の多くは、自律神経の乱れに関係しているといわれています。両手の小指の第一関節と第二関節の間にある腱には、交感神経の作用を調節する受容体が備わっています。ここにグリセリンを含む湿布を貼ると、受容体が刺激され、自律神経が整います。この部分には首筋のこりをとる働きもあります。

How to

脇に挟むだけで鼻づまりが消える!?
ペットボトル挟み

［用意するもの］
●中身の入っている500mlペットボトル…１本

2 鼻呼吸をしながら、ペットボトルに圧力をかける。両方の鼻がつまっている場合は片方ずつ、両脇で行う。

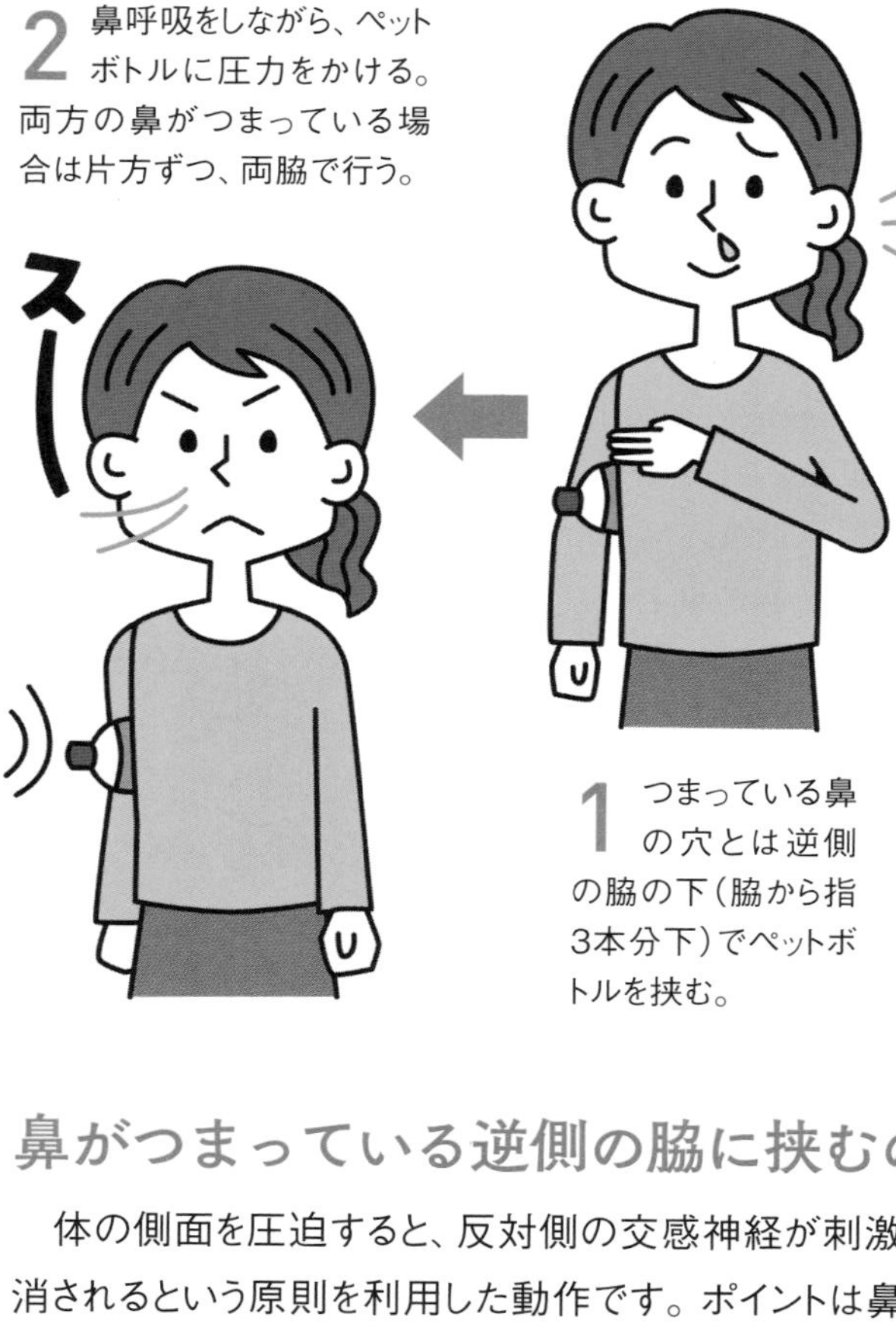

1 つまっている鼻の穴とは逆側の脇の下（脇から指3本分下）でペットボトルを挟む。

鼻がつまっている逆側の脇に挟むのがポイント

体の側面を圧迫すると、反対側の交感神経が刺激され、鼻づまりが解消されるという原則を利用した動作です。ポイントは鼻づまりを感じている鼻の穴と、反対側の脇の下を圧迫すること。ペットボトルがなければ、テニスボールなどでもかまいません。両側の鼻がつまっていても、必ず片側ずつ行いましょう。

How to

スムーズに鼻呼吸ができるようになる ハミング

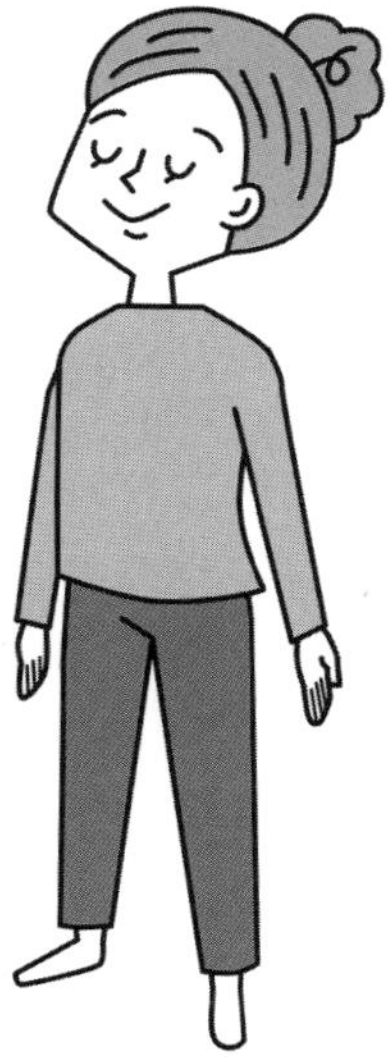

1 脚を肩幅くらいに開き、背筋を伸ばしてまっすぐ立つ。腕は脇にそえて手のひらを外に向け、親指が背側を向くようにする。首を伸ばし、あごを少し上に向ける。

2 ハミングするときは、舌を上あごにつける。鼻から息を吸って、鼻から吐く鼻呼吸で行う。

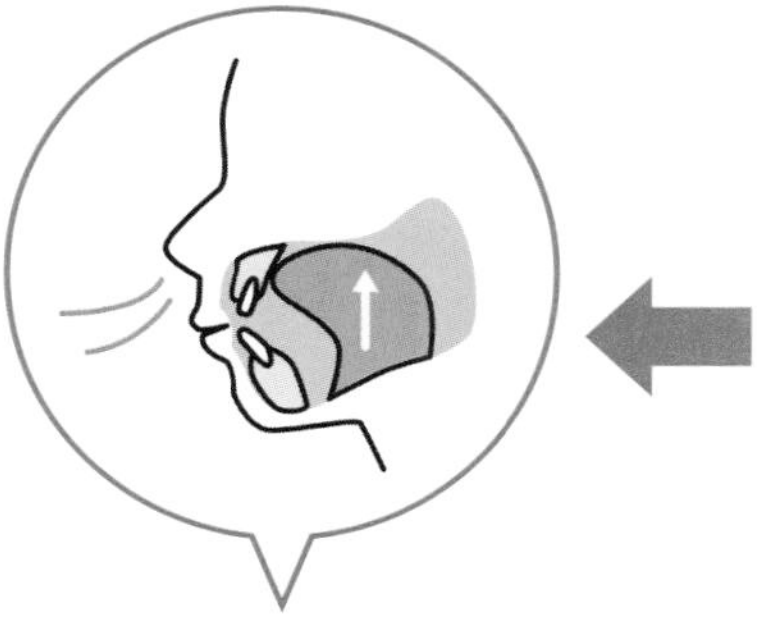

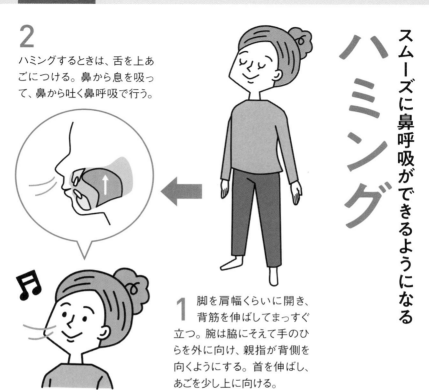

3 最初は小さな声でもOK。眉間のあたりに音をふるわせるつもりで、しだいに声を大きくする。

起きたときに口の中が乾いている人におすすめ

ハミングをすると、通常の鼻呼吸をしているときと比べて、鼻腔内の一酸化窒素（NO）の濃度が15倍になるという実験結果がスウェーデンのカロリンスカ病院から報告されています。NOには、鼻腔、副鼻腔粘膜の繊毛運動を促進する効果があることもわかってきており、細菌やウイルスの侵入を防ぐ効果が期待できると考えられています。

How to

鼻の状態を悪くする「睡眠中の口呼吸」を軽減

タオルで首まくら

［用意するもの］
●バスタオル

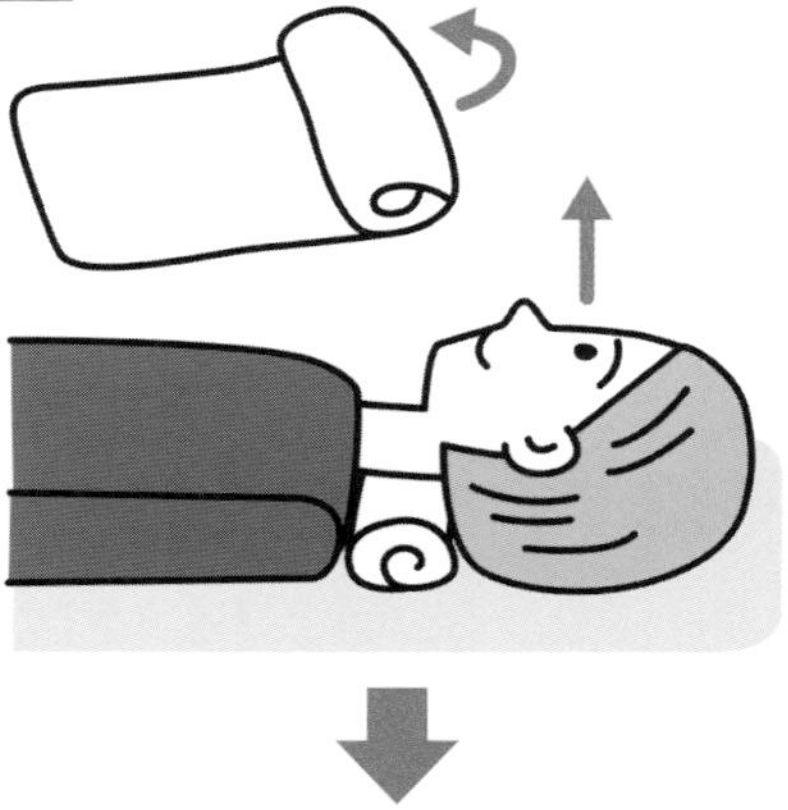

1
バスタオルを丸め、仰向けに寝た状態で首の後ろにあてがう。まっすぐ真上を見られるように、頭と首の高さに合わせて、巻き具合を調節する。

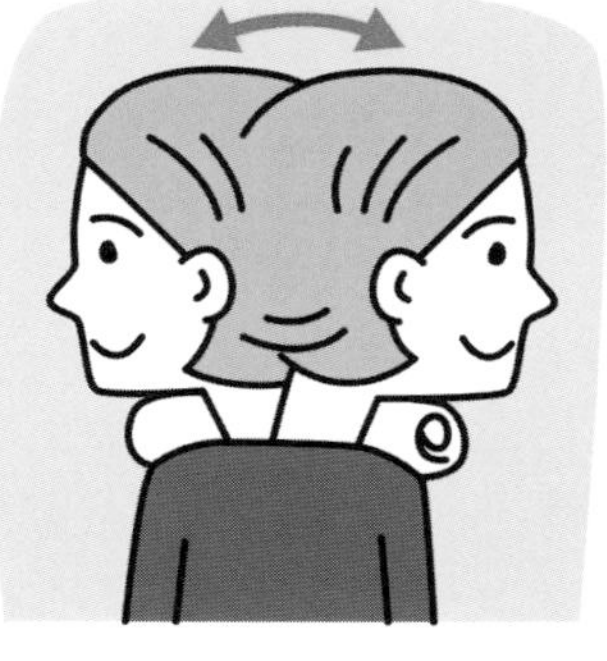

2
鼻呼吸をしながら仰向けに寝る。寝ながら頭を左右に振ると、ストレッチ効果が高まる。

鼻通りをよくして、ストレートネックも解消

起きたときに口の中が乾いている場合、睡眠中に口呼吸になっていることが多く、いびきや鼻づまりの原因になることも。口呼吸を防ぐには、枕を低くして、仰向けに寝ることです。バスタオルなら高さを自在に調節できるので、首の自然なカーブを維持して就寝でき、さらに、現代人に多いストレートネックも解消できます。

※首に疾患のある場合は、無理のない範囲で行ってください。

How to

首タオル

首の冷えを解消し、副鼻腔炎を改善

［用意するもの］
●フェイスタオルまたはネックウォーマー

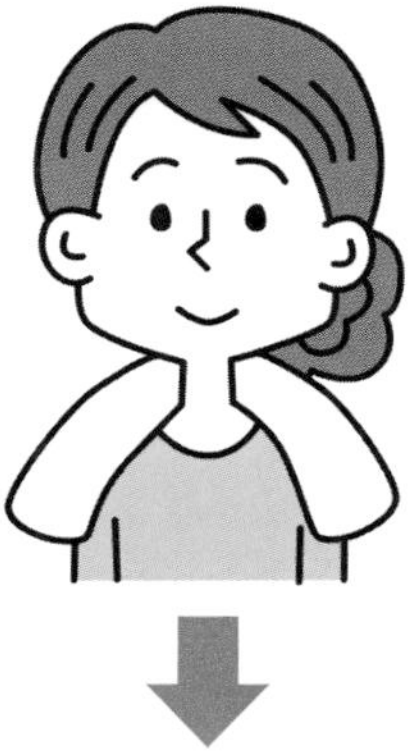

1
タオルを首にかける。

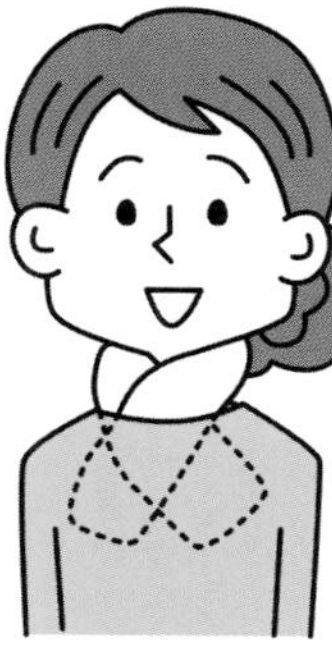

2
首の後ろ全体をタオルで覆い、タオルの端を体の前で交差させて服の中にしまう。

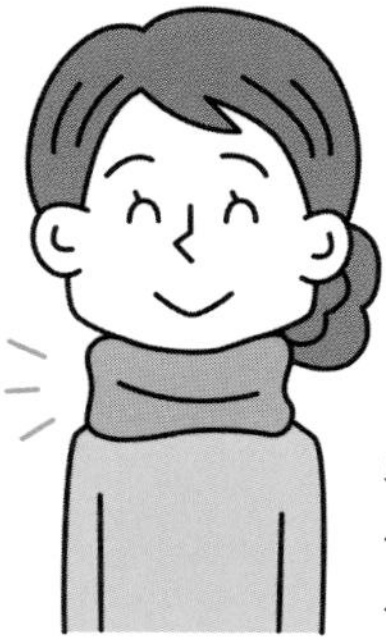

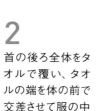

ネックウォーマーなら首につけるだけでOK。

寝るときに首に巻くだけで鼻スッキリ

就寝時に首もとが冷えると、起床時に鼻水、鼻づまりの症状が強く出ることがよくあります。このような、鼻がつまって眠れないという方におすすめなのが、首タオルです。首の後ろには血行をよくして体を温める働きのある「大椎」というツボがあります。そこを保温することで細菌やウイルスへの抵抗力を高め、鼻づまりや鼻水を改善します。

How to

体内デトックスで鼻炎体質を改善
プチ断食

■週末コース（例）

1日目	金曜日	夕食	アルコールを控えて、軽めに
2日目	土曜日	朝食	重湯、具のない味噌汁など
		昼食	だし汁、具のない味噌汁、野菜ジュースなど
		夕食	—
3日目	日曜日	朝食	—
		昼食	—
		夕食	通常の半量のおかゆをよくかんで食べる
4日目	月曜日	朝食	通常量のおかゆをよくかんで食べる
		昼食	通常の食事を軽めに

■夕食抜きコース（例）

1日目	土曜日	朝食	通常量のおかゆをよくかんで食べる
		昼食	通常の食事を軽めに
2日目	日曜日	朝食	重湯やおかゆを少量
		昼食	消化のよいものを軽めに
		夕食	通常の食事

【注意】

■断食前後には、重湯やおかゆなど消化のよい食べ物を少量ずつ、よくかんで食べる。

■断食前後のアルコール、激辛などの刺激物、どか食いはNG。

■断食中は1日2〜2.5リットルの水分をこまめに摂る（食事で摂る分も含む）。

■断食中は代謝が落ちるので、散歩や軽い運動、入浴で冷えを防ぐ。

■妊娠中、BMI（体格指数）が18.5未満の「やせ」の方、疾患があり通院している方、成長期の子ども、生理中、ストレス過多の方は実施を控える。

腸内が整い、細胞がよみがえる

断食により、細胞内の古いタンパク質を処理する「オートファジー」機能が働いて、細胞がよみがえります。胃腸を休ませることで、デトックス効果や免疫力向上も期待できます。インドの伝統医学であるアーユルヴェーダにも、過食は健康を損うという考え方があります。

How to

意外とできていない鼻のかみ方のポイント

正しい鼻のかみ方

1. 鼻からたっぷり息を吸い込んで下を向き、口を閉じる。
2. 片方の鼻を押さえて、息を吐ききるように長く、最後までかむ。
3. 反対側も行い、鼻水が残っているようなら、すべて出るまでくり返す。

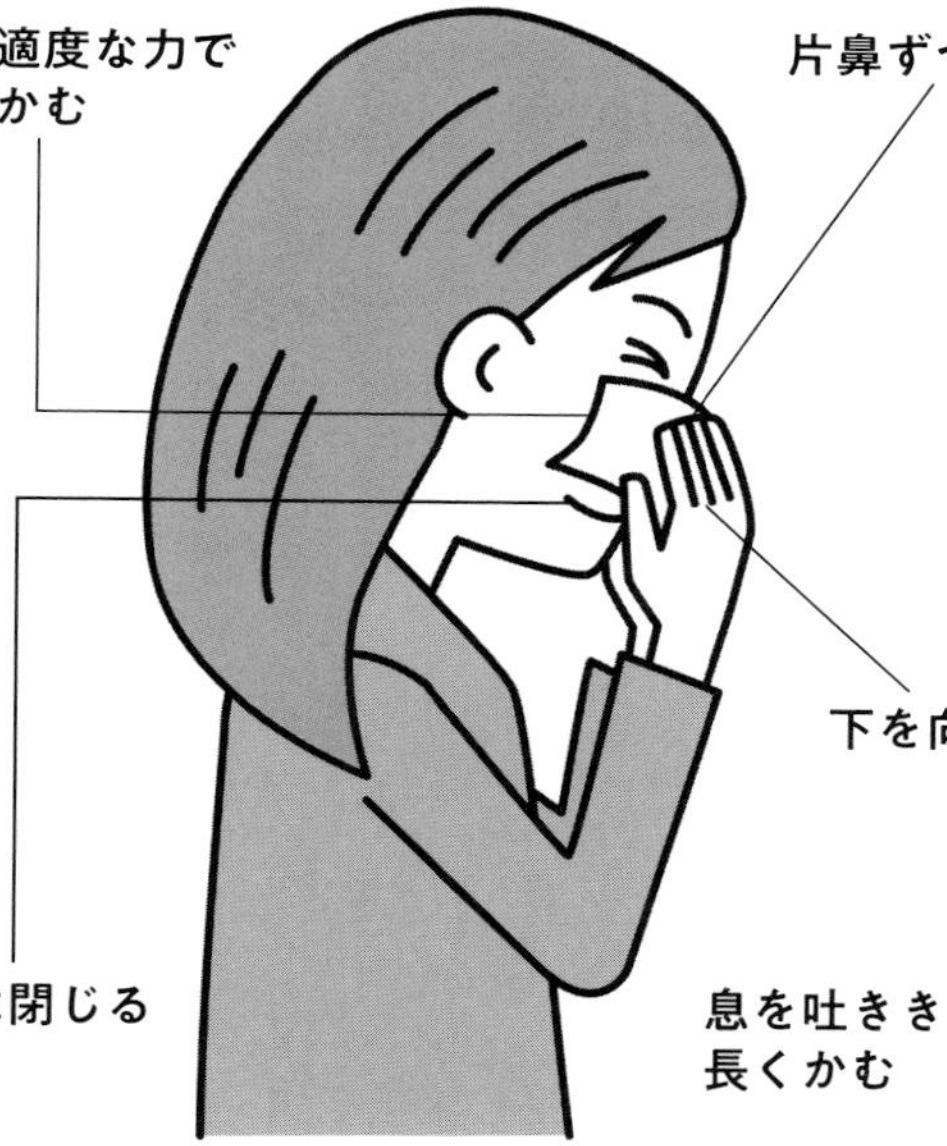
適度な力でかむ
片鼻ずつかむ
下を向く
口は閉じる
息を吐ききるまで長くかむ

副鼻腔炎、アレルギー性鼻炎が改善することも

力任せに鼻をかむと、鼻に強い圧力がかかって鼻水が耳に入り、中耳炎になることがあります。片側ずつゆっくりと何回かにわけてかむことが大切です。注意点は、副鼻腔に残った鼻水が中耳腔まで逆流することがあるので、鼻をかんだあとには鼻水をすすらないことです。

骨のゆがみを正して、副鼻腔炎を劇的に改善

鼻トラブルに根本から効く3ステップストレッチ

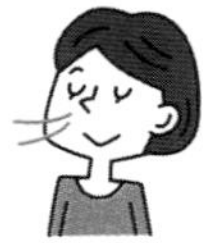

ほお骨のズレを足首からケアする

鼻の不調を訴える人に多いのが「下がりほお骨」です。ほお骨がわずかに下にずれると、膿がたまりやすくなり、副鼻腔炎などの症状が起きやすくなるといわれています。

ほお骨や、その周りの蝶形骨がゆがむ原因は、もとをたどると骨盤の中心にある仙骨のゆがみです。

体の土台といわれる仙骨を、足首からストレッチすることで全体のゆがみが正され、副鼻腔炎などのつらい鼻づまりを改善することが可能です。

顔の蝶形骨

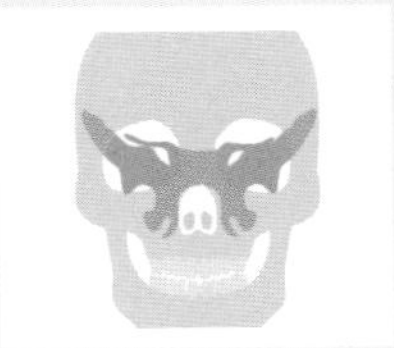

蝶形骨をプッシュすることで、鼻の周りのゆがみを正す。

骨盤の仙骨

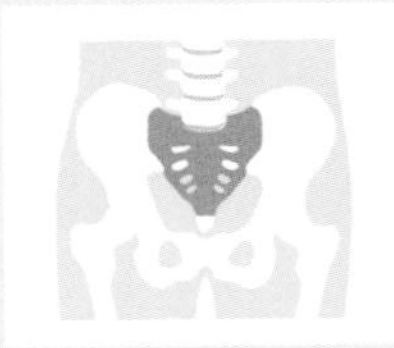

骨盤の中心にある仙骨のゆがみをとると、全体が整う。

足首から骨盤をゆるめるアプローチ

① 足首まわし

How to

1. 床に座って左足を伸ばし、右足を左太ももの上にのせる。
背筋を伸ばして、右手で右足首の少し上をつかみ、固定する。

2. 右足の指の間に、左手の指を交互に、
根元までしっかり入れる。
指が入らない場合は、左手で足先をつかむ。

3. 足首をできるだけ大きく10回まわす。
次に逆まわしに10回まわす。
まわしづらかった方向にさらに10回まわす。

4. 左右入れかえて、左足首も同様に30回まわす。

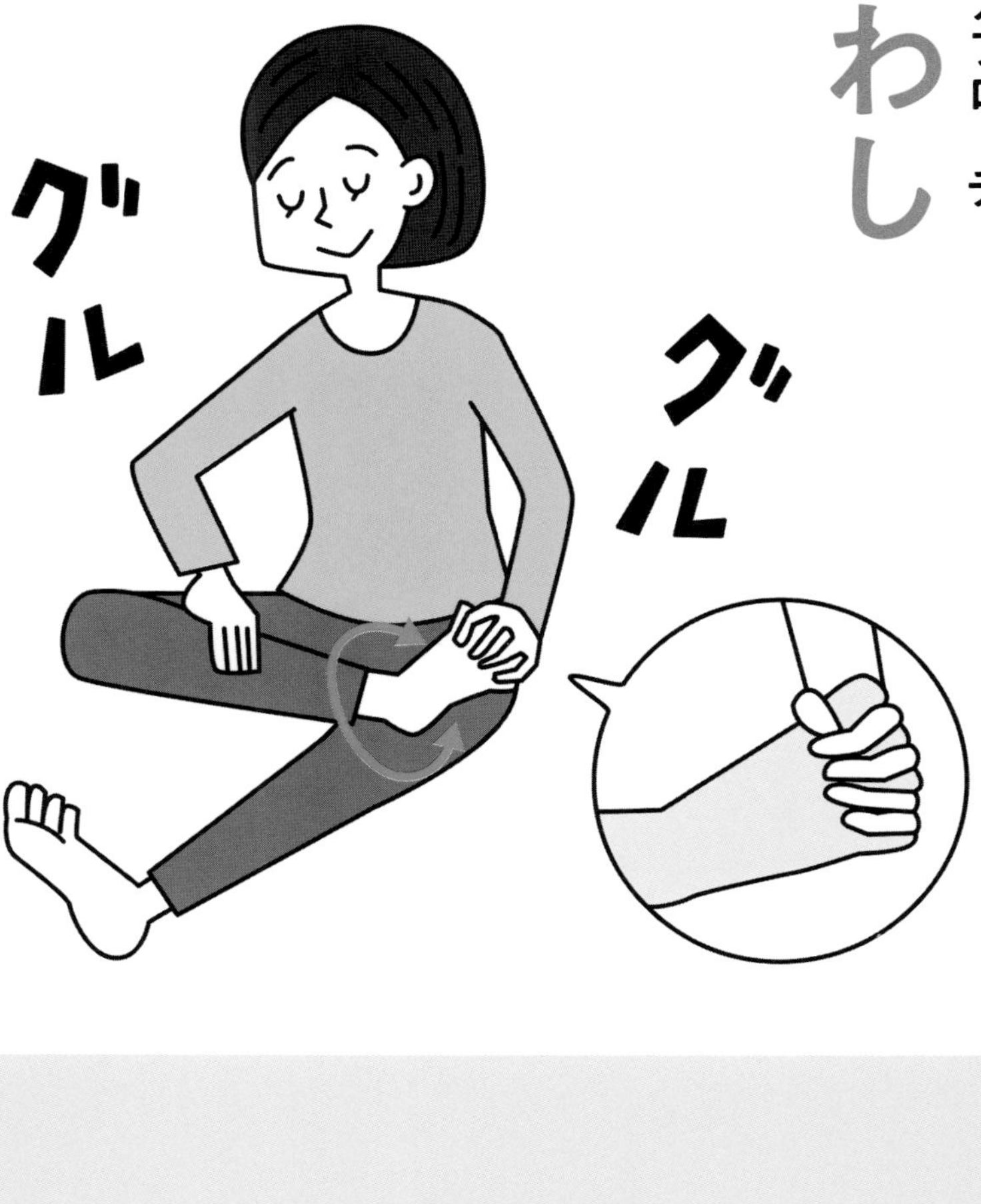

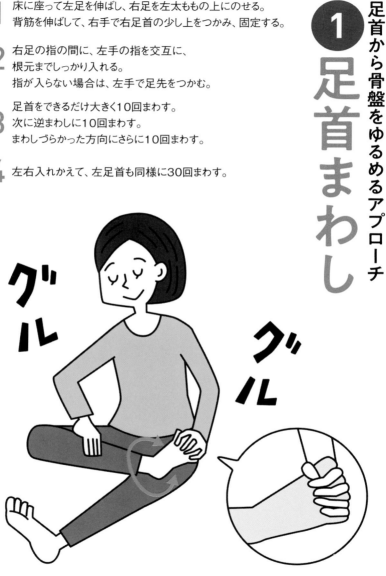

2 仙骨まわし

さらに骨盤をダイレクトにゆるめる

How to

1 両手を頭の後ろで組み、床に仰向けになる。
左右のひじを床につけ、体が動かないように固定する。

2 お尻から膝が直角になるように脚を上げ、膝は軽く曲げる。

3 お尻から膝が直角の状態を保ちながら、両膝を揃えて、
500円玉大の円を描くように膝を小さく3回まわす。
次に逆まわしに3回まわす。
まわしづらかった方向にさらに3回まわし、
合計9回まわす。

Point

膝はできるだけ小さくまわすのがコツ。500円玉大の円を描くつもりでまわす。

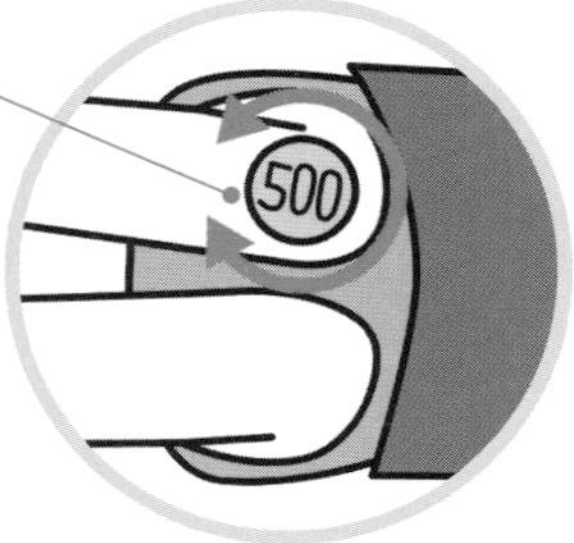

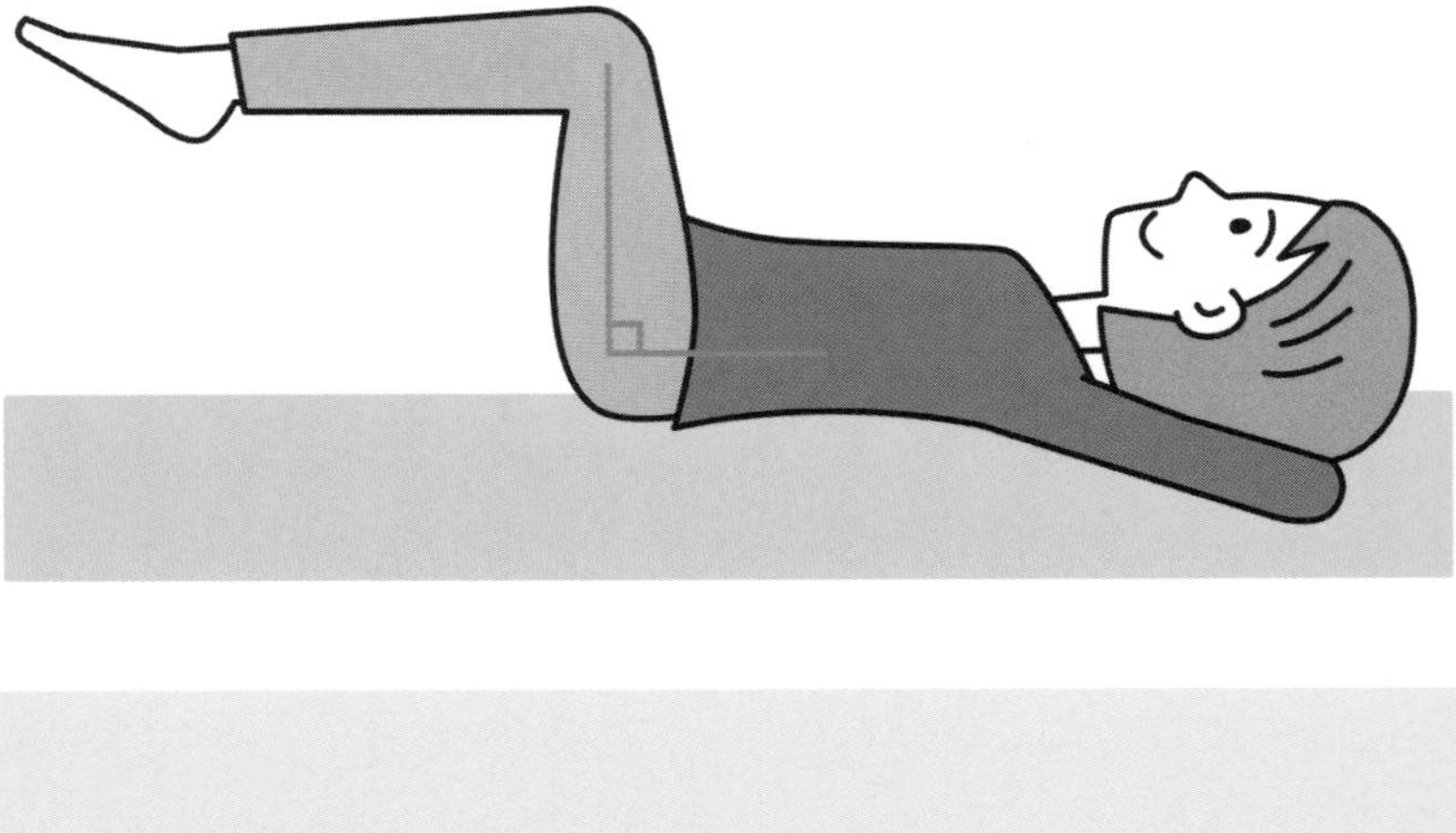

How to

3 最後に顔の蝶形骨を整える
ほお骨引き上げ

1 鼻を片側ずつ押さえて息をし、どちらの鼻がつまっているかを確認する。つまっている鼻側にほお骨引き上げを行う。

2
小鼻（鼻の膨らんだところ）の上端、へこんだ部分のやや外側に、右鼻なら右手、左鼻なら左手の人差し指の腹をあてる。

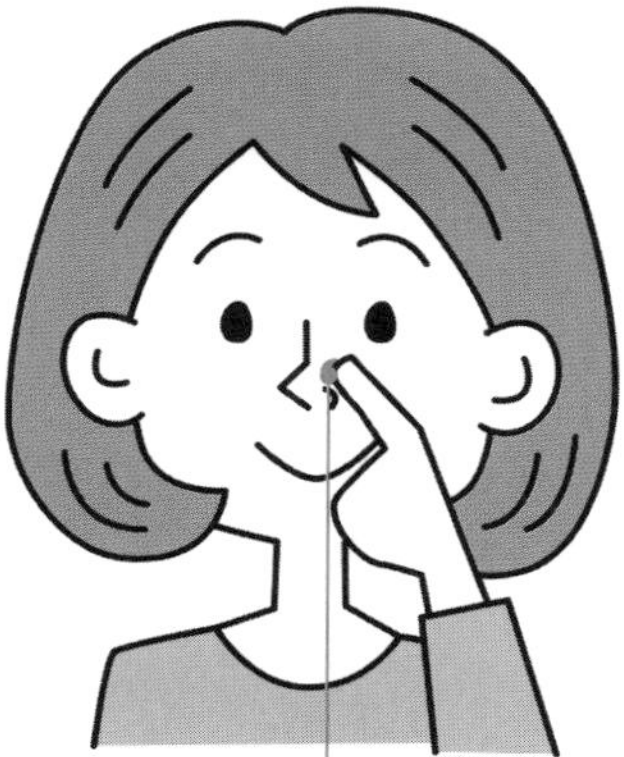

押す位置 Check!

鼻の膨らんだところが小鼻。小鼻の上端と横にあるほお骨の間を押す。指でなぞるとくぼみを感じる部分。

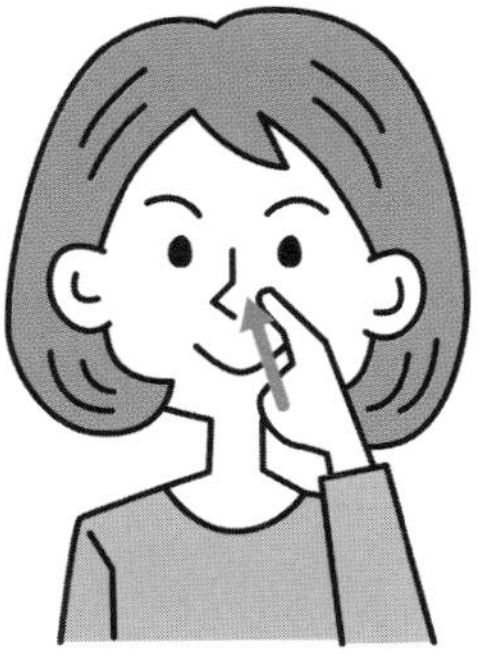

3 あてた部分を強い力で2秒間押し上げる。

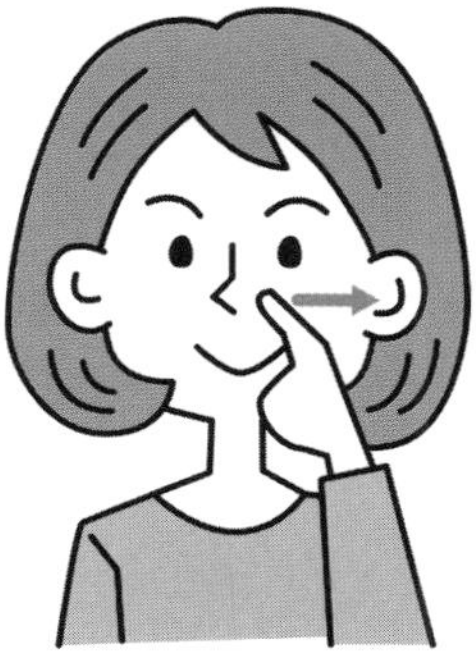

4 そこからほお骨を外側に向けて2秒間押し広げる。3〜4を3回くり返す。

鼻づまりを解消
即効性のあるツボ押しで

頭・顔にあるツボ

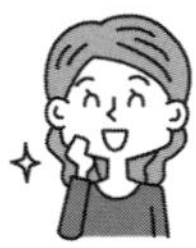

上星《じょうせい》・鼻通《びつう》・迎香《げいこう》

人の頭と顔は、頭部8個、顔14個、耳6個、計28個の骨が緻密に組み合わさってできていますが（諸説あります）、**ストレスや生活習慣などでゆがみが生じやすい繊細な部位といえます**。

ツボを押すことは単なるセルフケアを超えて自分の体の調子を知ることにもなり、これを〝自身自医〟といいます。最高の主治医は自分自身ということです。

骨のゆがみを正すために、71ページでも紹介した「ほお骨引き上げ」と一緒に、鼻に関係のある頭・顔のツボを押して、さらに鼻の通りをスッキリさせましょう。

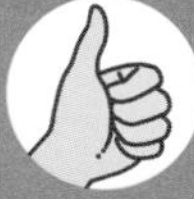

ツボ押しをするタイミング

ツボ押しはおだやかな気分で集中でき、リラックスできる場所で行うのが基本です。ただし、交感神経を刺激して目が冴えてしまうことも多いため、睡眠の直前に行うのは避けてください。

効果を高めたいときには、ツボ押し後に白湯を飲むと代謝が上がり、老廃物の排泄が促されるのでおすすめです。

つらい鼻づまり、鼻水に即効性あり

上星

顔の中心線上、髪の生え際から指1本分上側にある上星。鼻づまりで頭痛がするという場合に。風邪のひきはじめにも効果的。

［押し方］両手の中指を上下に重ねて上星にあて、痛くて気持ちいいほどの強さでもみ押し。1回3秒を10回くり返す。

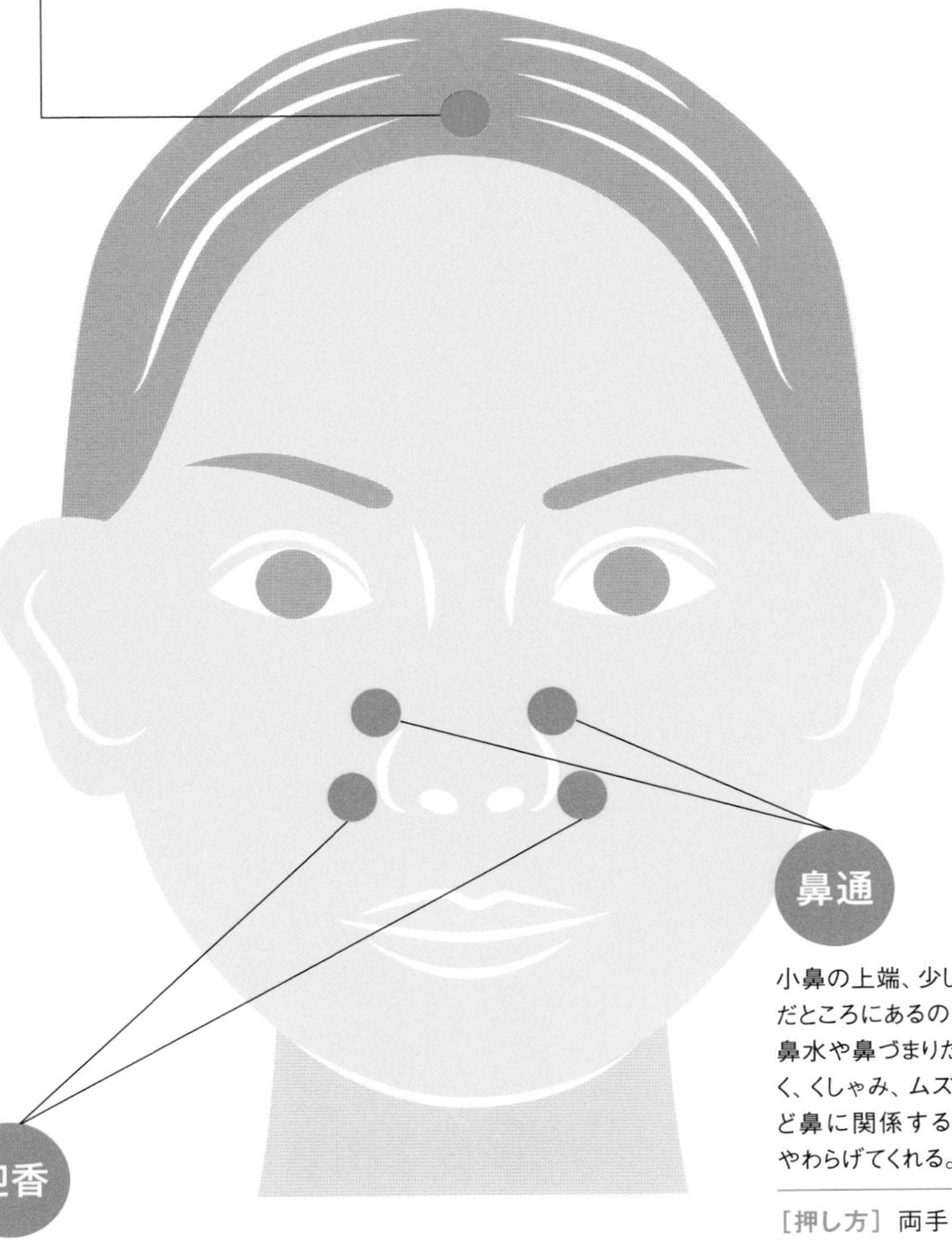

鼻通

小鼻の上端、少しへこんだところにあるのが鼻通。鼻水や鼻づまりだけでなく、くしゃみ、ムズムズなど鼻に関係する症状をやわらげてくれる。

［押し方］両手の人差し指か中指を左右の鼻通にあて、やや痛みを感じるぐらい強めにもみ押し。1回3秒を10回くり返す。

迎香

左右の小鼻の下端すぐ横のくぼんだ部分にある迎香は、鼻の通りをスッキリさせる効果がある。

［押し方］両手の人差し指か中指を左右の迎香にあて、鼻を挟むようにして押し上げる。10秒押したらパッと離すを5回くり返す。

首にあるツボ
鼻づまりが慢性化する前に押したい

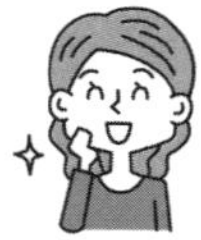

天柱《てんちゅう》・大椎《だいつい》

鼻づまりが慢性化すると、脳に届くはずの酸素が欠乏気味となり、体のだるさ、根気・やる気の減少、集中力低下を招くことがあります。

また、鼻づまりで口呼吸になっている方は、睡眠時無呼吸症候群になりやすく、鼻がつまって空気の通り道が狭くなることで起こる「鼻いびき」をかくことが多くなります。

首のツボは鼻とは関係のない部分のようですが、東洋医学では、目的の部位に関係のあるツボを押すことで体内を巡る経絡《けいらく》に働きかけ、不具合を正すと考えられています。

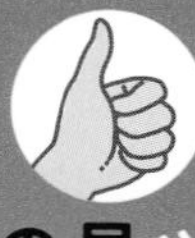

ツボ押しは早めに行うのが基本

オフィスでリフレッシュしたいとき、家でテレビを観ているときなど、いつでも気軽に行えるのがツボ押しのいいところです。

しかし、症状がひどくなってから行うのでは、効果が現れるまでに時間がかかってしまいます。

鼻づまり、鼻水などの異変があったら、早めに、軽いうちにツボ押しを行うのが症状軽減のポイントです。

鼻づまりはもちろん、頭痛・肩こりにも効果的

天柱

首の裏側、髪の生え際の太い筋肉（僧帽筋）の外側のくぼみにある天柱。鼻づまりだけでなく、頭がスッキリし、頭痛、肩こりにも効く。

［押し方］ 後頭部で両手を交差させ、頭を包み込むようにして天柱に両手の親指をそれぞれあてる。左右中心に向かって同時に押す。気持ちいいと感じるまで行う。

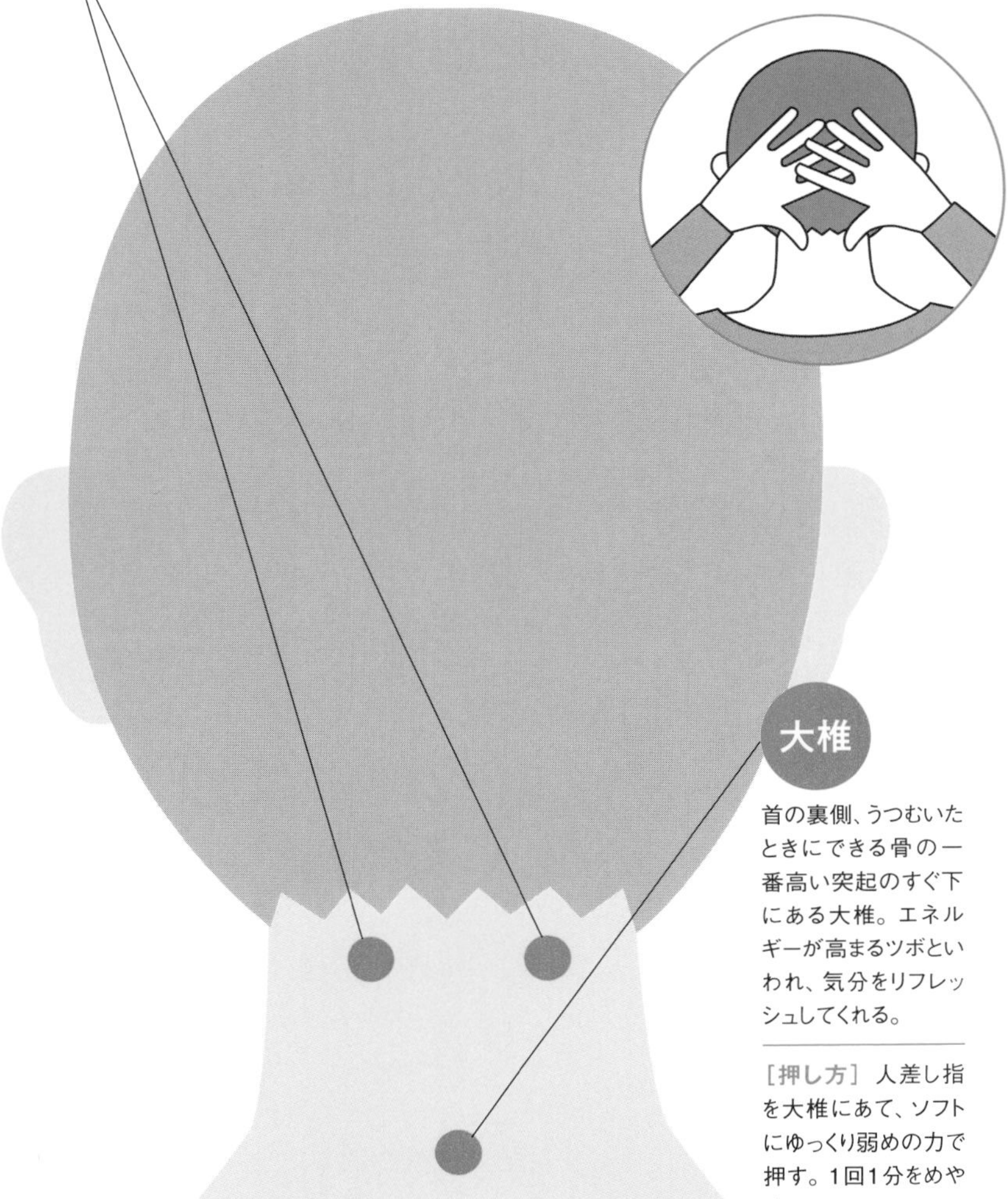

大椎

首の裏側、うつむいたときにできる骨の一番高い突起のすぐ下にある大椎。エネルギーが高まるツボといわれ、気分をリフレッシュしてくれる。

［押し方］ 人差し指を大椎にあて、ソフトにゆっくり弱めの力で押す。1回1分をめやすに。

耳にあるツボ

鼻づまりや、自律神経の乱れを整える

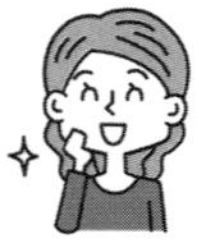

外鼻《がいび》・内鼻《ないび》・上顎《じょうがく》

耳ツボは、経絡上にある経穴《けいけつ》ではないですが、長年の治療から発見された奇穴《きけつ》（新穴）、阿是穴《あぜけつ》にあたるツボです。

耳ツボ療法は、東洋医学だけでなく、古くからフランス、アメリカでも行われてきました。耳には全身の臓器に対応するツボが無数に集まっているといわれ、耳たぶを含めた耳の外側部分は交感神経のツボ、耳の穴を中心とした部分には副交感神経のツボが集まっています。

なかでも、外鼻、内鼻、上顎の3つのツボは、鼻トラブルを解消する代表的なツボとして知られています。

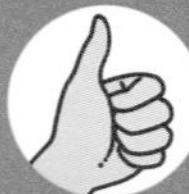

ツボ押し効果をさらに高める方法

ツボ押しの効果を高めるために事前にやっておきたいのは、手首から先、足首から下、顔から首をぬるま湯で洗うこと。代謝がよくなり、効果が実感できます。

ツボ押し後は、押した部分をタオルなどで包み、冷やさないようにしてください。ツボを温めることによって血液の流れをスムーズにし、効果を高めます。

耳には鼻トラブルに効くツボが集中

外鼻

耳の穴の前にある小さなふくらみ（耳珠）の顔寄り中央にある外鼻。耳のつけ根には鼻づまり、鼻水に効果的なツボが集中しており、これもそのひとつ。

［押し方］ 耳の穴に親指を入れ、外側から人差し指で外鼻・内鼻を挟み、左右それぞれ2〜3分もみほぐす。

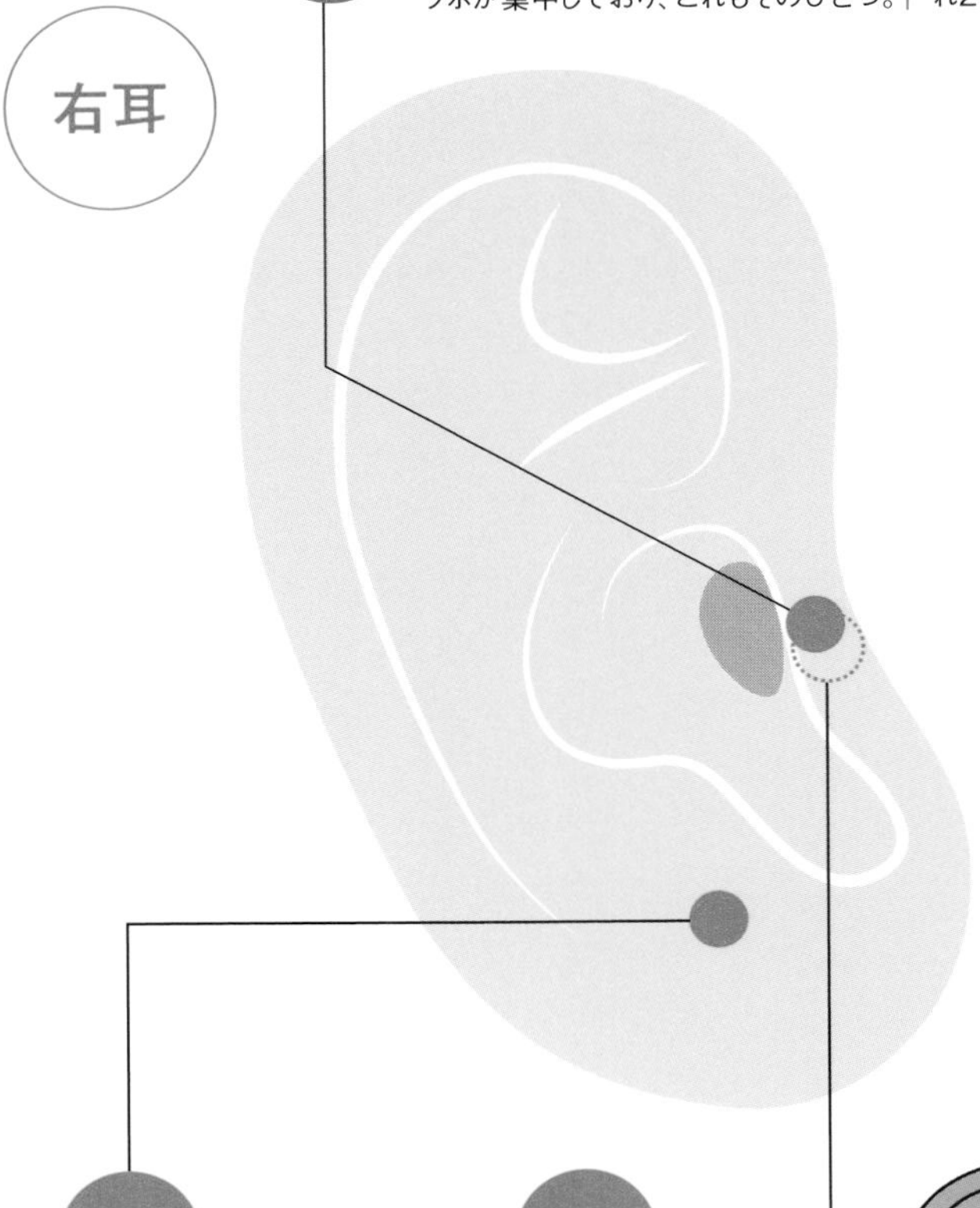

上顎

耳たぶのほぼ中央にある上顎。鼻づまりはもちろん、脳の血流をよくする効果があるので、眼精疲労にも効く。

［押し方］ 耳たぶを親指と人差し指でつまみ、左右それぞれ2〜3分もみほぐす。

内鼻

外鼻の裏側やや下に位置する内鼻は、外鼻と同じく鼻づまり、鼻水という症状をやわらげてくれる。

［押し方］ 外鼻と同時にもみほぐす（イラスト参照）。

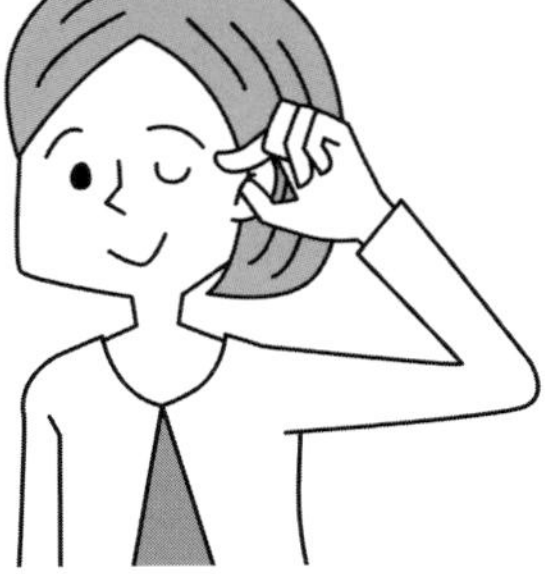

手にあるツボ
空き時間にいつでもできる

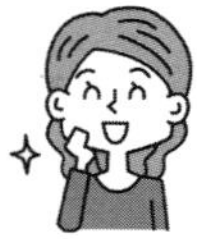

鼻という器官に直接働きかけてくれる

手のひらや甲は、東洋医学で経穴と呼ばれるツボが集中する箇所として知られています。同じく知られているのが、米国起源のリフレクソロジー療法による反射区という言葉です。

反射区とは、体の器官や内臓につながる末梢神経が、手や足のひらに集中している箇所のことで、それぞれの箇所は体の各部位とつながりがあるとする考え方です。反射区を押したりもんだりすることで、具合が悪い臓器に働きかけることができるとされています。どちらの考え方も、ツボと反射区を同時にケアすることで、効率的に自己治癒力を高めることができます。

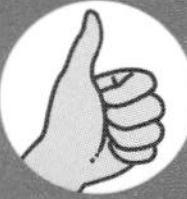

手のひらこすりで
簡単！健康維持

手のひらには全身の臓器や体の部位に対応する反射区が集まっていることから、手のひら全体へのソフトな刺激は、全身を活性化します。

やり方は、両手の手のひらを合わせて、お願いするときのように上下に動かしてこすり合わせるだけ。現在は持病がない人も健康維持が可能です。

手のツボ押しは外出先でも手軽にできる

両手 のひら

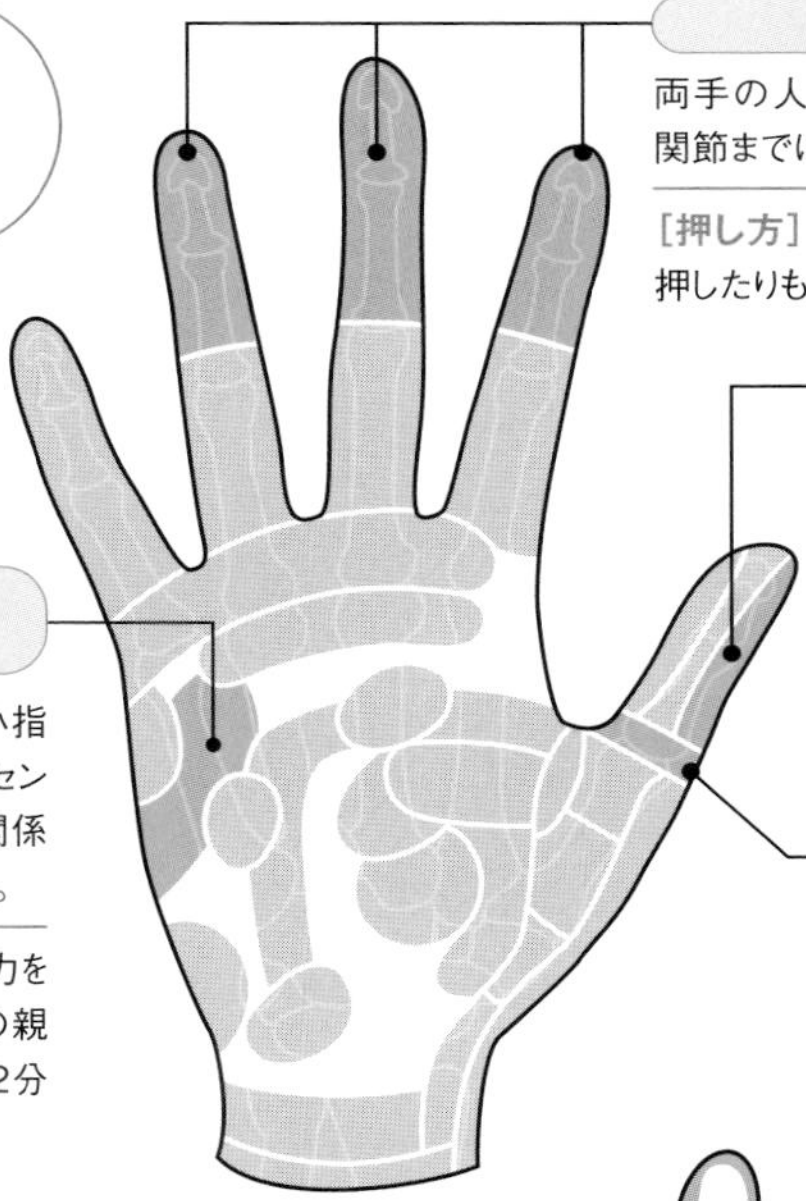

副鼻腔

両手の人差し指、中指、薬指の指先から第一関節までには、副鼻腔に関連した反射区がある。

［押し方］ 反対側の親指に力をこめてゆっくりと押したりもんだりする。2分がめやす。

鼻

両手の親指を縦に3分割した一番外側の、指先からつけ根までには、鼻に関連した反射区がある。

［押し方］ あまり力を入れず、反対側の親指の第一関節で2分程度押す。

首

両手の親指の関節の位置に、首に関連した反射区がある。

［押し方］ あまり力を入れず、反対側の親指の第一関節で2分程度押す。

肝臓
［右手のみ］

右の手のひらの小指のつけ根から約1センチ下に、肝臓に関係した反射区がある。

［押し方］ あまり力を入れず、反対側の親指の第一関節で2分程度押す。

手の甲

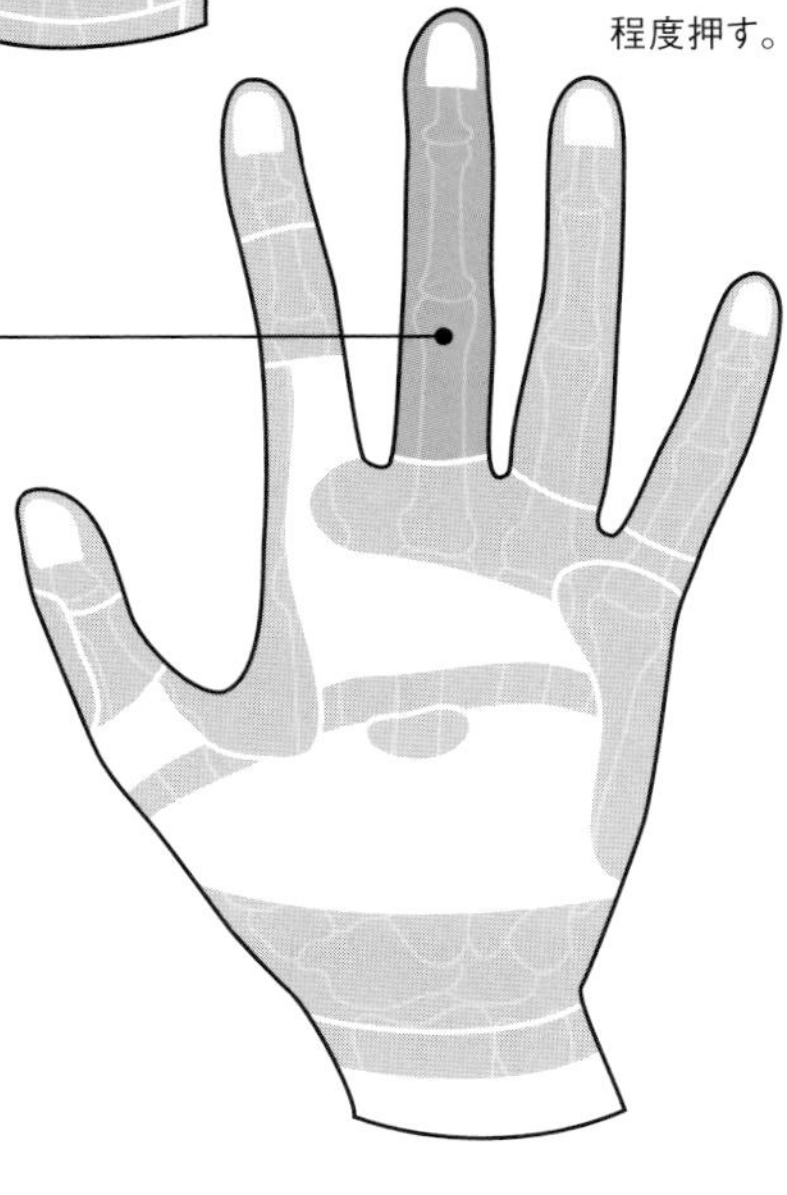

首・副鼻腔

両手の中指の指先からつけ根までには、首・副鼻腔に関係した反射区がある。

［押し方］ 爪の先やつまようじで押す。2分がめやす。

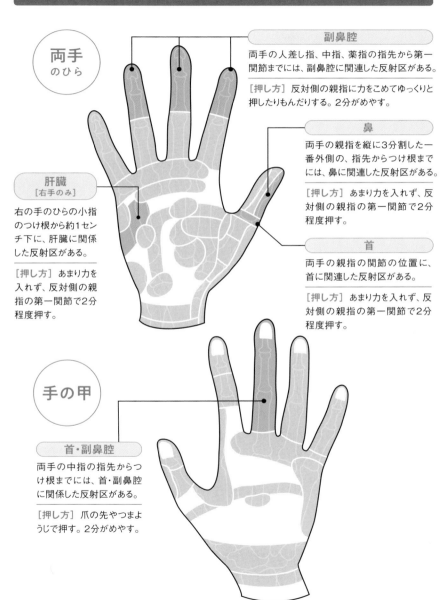

足にあるツボ
数日おきでも効果あり

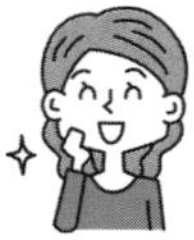

右足からはじめるのがオススメ

　足ツボを刺激するときには、原則として右足からはじめましょう。そして、準備運動として、足のひらの上下左右のほぼ中央に位置する副腎の反射区をゆっくりと押してから、目的の反射区を刺激するとより効果的です。

　また、目的の反射区を毎日のように押していると、その部分が刺激に慣れてしまい、効果が薄れてしまいます。3日続けたら5日休む、5日続けたら10日休む、など、自分でサイクルを決めて行うといいでしょう。**やり続けるのではなく、反射区を休めることも、効果を持続させるには不可欠です**。

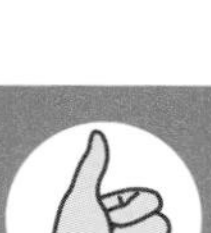

ツボ刺激を控えたいケース

　食後の30分間、飲酒時、入浴直後などは血行がよくなりすぎてしまうこともあるため、ツボ刺激を控えてください。

　また、骨折・外傷がある、脳出血・脳血栓の既往がある、不整脈がある、喀血・嘔吐後、妊娠中、発熱中、重度の心臓・腎臓障害がある場合も、念のために実施を控えてください。

足のひらには全身のツボが集中

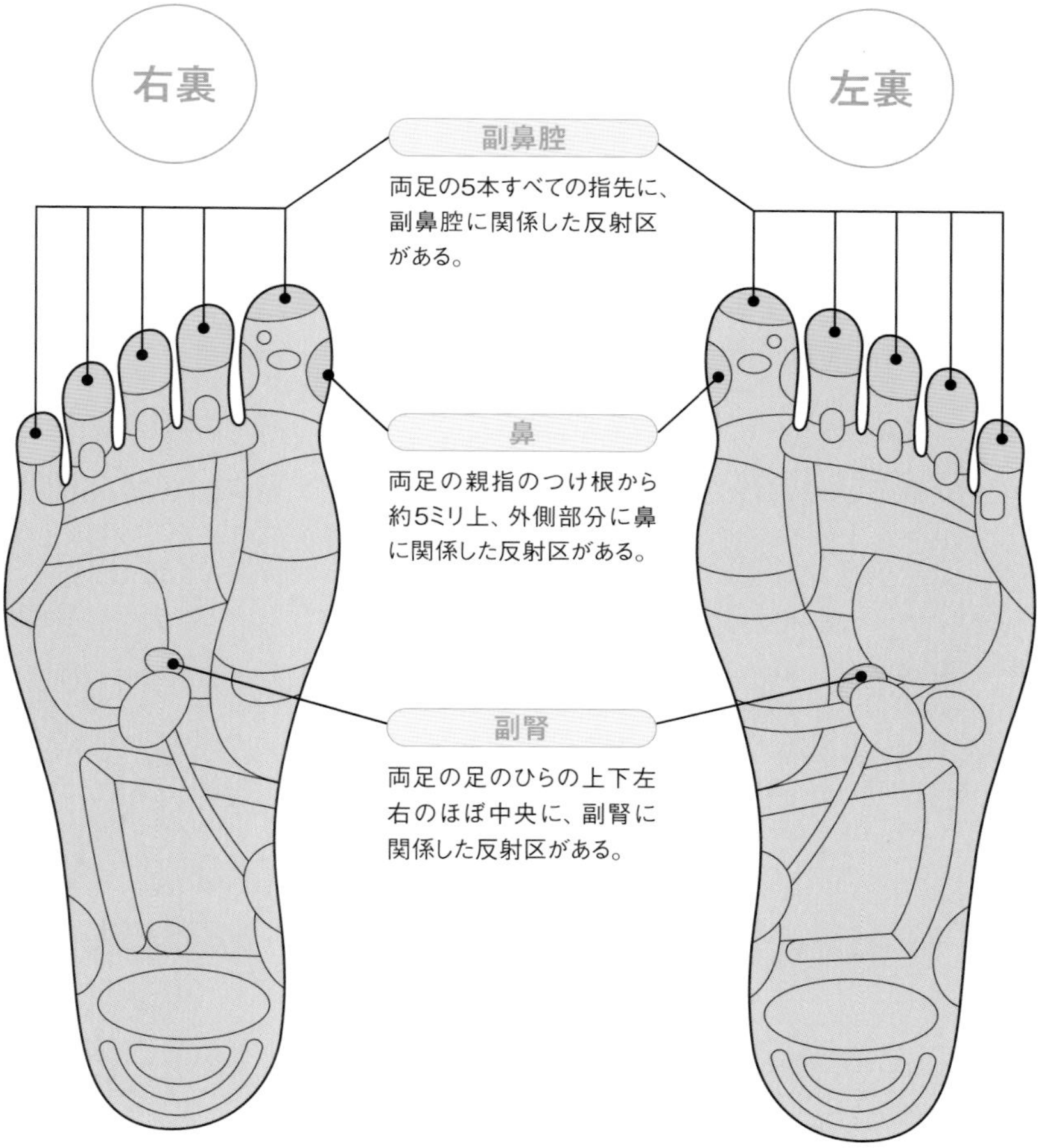
右裏
左裏
副鼻腔
両足の5本すべての指先に、
副鼻腔に関係した反射区
がある。
鼻
両足の親指のつけ根から
約5ミリ上、外側部分に鼻
に関係した反射区がある。
副腎
両足の足のひらの上下左
右のほぼ中央に、副腎に
関係した反射区がある。

1 鼻の反射区を人差し指と中指で挟み、力を強めたり弱めたりしながらじっくりと刺激する。

2 副鼻腔の反射区を、握りこぶしを作った人差し指か中指の第二関節で上下にこするように刺激する。

3 副腎の反射区を、握りこぶしを作った人差し指か中指の第二関節でゆっくりと押して刺激する。以上の工程を5分程度をめやすに行う。

セルフケアで克服！

鼻トラブル解消体験談

鼻うがい、オイル点鼻などの簡単なセルフケアで、
長年の鼻トラブルを克服した方々のケースをご紹介しましょう。

episode
01

長年の持病だった副鼻腔炎が鼻うがいのセルフケアで驚くほど改善

K・Kさん（60歳・女性）

副鼻腔炎など、複数の鼻トラブルを抱えていたKさん。ほかの耳鼻科医院、歯科などで診察を受けていましたが、改善の兆しがなく、当院に。鼻うがいをおすすめして実施してもらったところ、本人も驚くほど症状が軽減し、長年の持病だった副鼻腔炎も、今ではほとんど見られなくなりました。

episode
02

鼻の乾燥や後鼻漏の不快感もオイル点鼻などで解消、無事に治療終了へ

E・Mさん（85歳・男性）

後鼻漏、鼻の乾燥、不快感に悩み、ほかの耳鼻科医院で抗生物質を長期にわたって服薬していたEさん。抗生物質の服薬をやめてもらい、鼻うがいを基本として、馬油、セサミなどのオイル点鼻も行ってもらったところ、劇的に症状が軽減。通院も終了し、鼻の状態は今も良好のようです。

episode 03

マインドフルネスを実践して 鼻の疾患以外にうつ症状も緩和

S・Kさん(72歳・女性)

今年の冬に、鼻の不快感、痰の引っかかり、喉のつまりという症状が出たものの、大学病院の精神科では、うつや自律神経失調症、耳鼻科では異常なしとの診断を受け、来院。当院では処方はせず、鼻うがい、オイル点鼻に加えて、自分を丁寧に見つめ、今現在に意識を向けてもらう「マインドフルネス」を実践してもらいました。現在はうつや鼻の症状も軽減しています。

episode 04

鼻うがいなどのセルフケアと上咽頭炎の治療で、悩んでいた皮膚症状も出なくなった

K・Yさん(53歳・女性)

手や足のひらに膿をもった水ぶくれができる掌蹠膿疱症で大学病院の皮膚科から紹介されてきたKさん。上咽頭炎があり、EAT(39ページ参照)で治療したところ、3度目で上咽頭炎がほとんど改善。

鼻うがい、コパイバマリマリでの点鼻(54ページ参照)などのセルフケアも続けてもらったところ、いつもの皮膚症状がまったく出ないとよろこんでおられました。

episode 05

喉のひりつき感がひどく、抗生剤を服用、しかし鼻うがいだけで目に見えて改善

S・Kさん（62歳・男性）

喉のひりつき感があるということで、ほかの耳鼻科医院で抗生剤を服用していたSさんでしたが、まったく症状が変わらないということで来院されました。

鼻うがいの効果を説明し、来院したその日からセルフケアを開始してもらったところ、数日してから喉のひりつき、鼻づまりなどが目に見えて改善したとのことで、ほとんど治療も終わりつつあります。

episode 06

内服治療で改善しなかった鼻のムズムズが、自宅でのセルフケアですぐに解消

T・Hさん（65歳・男性）

軽度の副鼻腔炎、上咽頭炎があり、鼻の手術を受けたことがあるTさんは、ほかの耳鼻科医院で内服治療をしていましたが、軽快せずに当院を訪れました。

鼻がムズムズするなどの不快感を感じておられましたが、鼻うがい、馬油・コパイバマリマリの点鼻を自宅で開始したところ、すぐに改善したとのご報告が。現在もセルフケアを続けておられるとのことです。

episode 07

3年間ずっと鼻うがいを続けてきた結果、後鼻漏や耳鳴りもほとんど治癒

K・Hさん(88歳・男性)

鼻炎での手術を受けていたKさんは、後鼻漏や耳鳴りがあると、2017年に来院されました。セルフケアの重要性を説明し、鼻うがいを開始してもらったところ、症状がほとんどなくなったとよろこんでおられました。

それから3年後の現在まで、自分のペースでずっと鼻うがいを続けてこられた結果、後鼻漏はほぼ解消。これからもセルフケアをしていきたいと話しておられました。

episode 08

副鼻腔炎と上咽頭炎、さらに乾燥喉、喉のつまり感が鼻うがいで明らかに軽減

Y・Kさん(73歳・女性)

副鼻腔炎と上咽頭炎が見られたYさんは、ほかの耳鼻科医院に通っておられたものの、鼻の不快感、乾燥喉、喉のつまり感が一向によくならず、来院されました。

上咽頭炎はEAT(39ページ参照)の治療でほぼよくなり、さらにご自宅で鼻うがいのセルフケアを実施してもらったところ、すべての不快症状が明らかに軽減。治療も終了しましたが、鼻うがいは続けているそうです。

医療の最前線

難治性副鼻腔炎に使える新治療薬とは

　鼻タケを伴う難治性副鼻腔炎（24ページ参照）は、これまで決定的な治療法がありませんでしたが、気管支喘息の治療などに使用されてきた皮下注射薬に効果があることがわかってきました。

　こうした新たな治療薬は日進月歩で誕生しており、それまで症状が改善しなかった方も治療できる可能性が増えています。鼻づまり、膿性の鼻水など副鼻腔炎を疑う症状がある場合は、「もう治らない」とあきらめたりせず、耳鼻咽喉科など医療機関にかかることをおすすめします。

副鼻腔炎の新しい分類方法

　副鼻腔炎は、これまで急性・慢性といった分類が主でした。近年の研究の進歩により、経過や症状による分類（フェノタイプ）、治療効果や病態による分類（エンドタイプ）、遺伝子による分類（ジェノタイプ）など、さまざまな視点から病気を見ることができるようになっています。

　この分類方法で、決まった治療法を続けるだけでなく、個々の副鼻腔炎に対して、適切な治療方法を選択できるようになります。いわゆるオーダーメイド医療が受けられる時代がすぐそこまで来ていますね。

セルフケアの科学的
有用性が立証された！

耳鼻科

オイル点鼻の実験でわかった新事実

鼻の不調を訴える方の中には、実は鼻の中が乾燥しているケースを多くみかけます。この場合、インド伝統医学アーユルヴェーダでは、日常的にオイルを使うことをすすめています。実際に、鼻の乾燥に悩む10名以上を対象に、1カ月間オイル点鼻を続けてもらった結果、鼻や上咽頭の症状が減った方が大多数を占め、さらに疲れにくくなった、寝つきがよくなった等、鼻以外の不調まで楽になったという結果が得られました。実は、あなたの体の不調の原因も、鼻にあるかもしれませんね。

科学的に証明された鼻うがいの効果

ウイルス感染症の対策・予防で再注目されている鼻うがい。最近の論文では、鼻うがいをするグループは、しないグループより風邪ウイルスの症状が治る期間が短いなど、科学的にも有効性が示されています。これまでは、単に鼻の中の異物や分泌物を洗い流すだけのものだと考えられてきましたが、粘膜の働きを改善して粘膜の腫れをとり、殺菌作用のある物質を作り出すなど、新しい効果がわかってきており、副鼻腔の病気の予防や治療に重要なセルフケアとして注目されています。

Column

嗅ぐだけではない 鼻の役割

加湿・加温の調整

鼻の中には繊毛がびっしりと生えていて、常に鼻腔内を加湿・保温しています。冷たく乾燥した外気は、肺にダメージを与え、疾患を招くことになります。鼻の穴から入った外気は、鼻腔内で即座に温められ、加湿されてから肺に送られます。

においを感じる

においのもとになる物質が鼻に入ると、嗅裂という鼻腔上部にある部分で感知し、大脳辺縁系に直接情報が送られます。脳は過去の経験でにおいを分類し、食べ物なのか危険なのかなどを判断します。経験豊富な高齢者の方が、においをより感じ取れるのです。

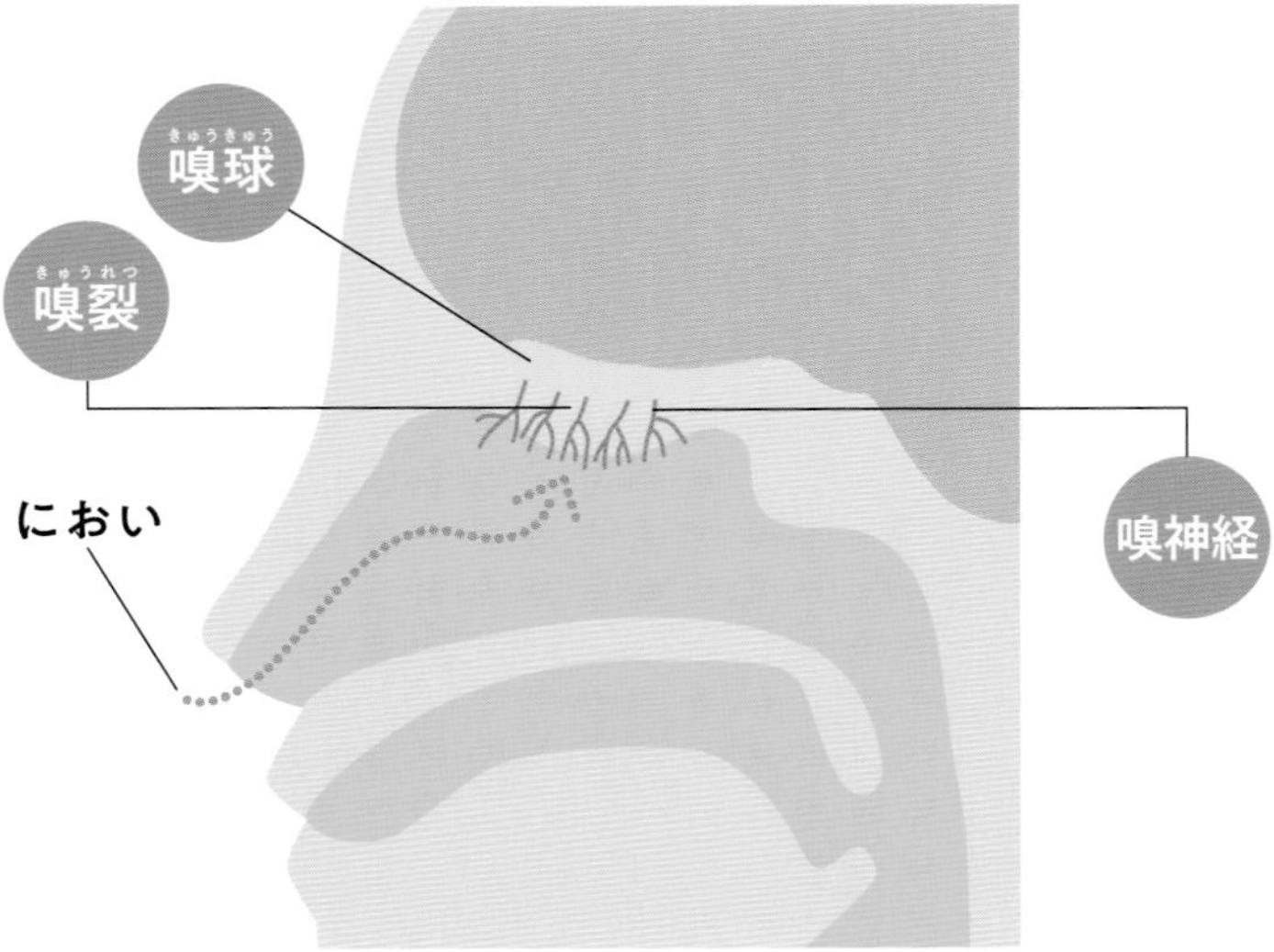

異物の除去

鼻毛は、細菌やウイルス、花粉などの異物を防ぐフィルターの役割をもっています。さらに鼻の粘膜表面を覆う繊毛により、有害な微粒子などの侵入を2段階で阻止します。口呼吸は、このフィルター機能が働かず、病原体が直接体内に入るリスクが生じます。

生体防御反応を起こす

病原体や花粉などの異物が粘膜につくと、それを排出するため、鼻水が多量に分泌されます。くしゃみは、ウイルスやちり、化学物質などの異物に対して、激しい呼気で体外に排出させるために起こります。どちらも人体に重要な生体防御反応です。

第3部

鼻トラブルを改善する食事

手技・動作のセルフケアと同様に大切なのが、毎日の食生活を見直すことです。栄養が偏り、過食があると、鼻腔や副鼻腔に悪影響を及ぼします。食事療法で、生活習慣病だけでなく、鼻トラブルとは縁遠い、健康生活を実現しましょう。

体に老廃物をため込まない！

鼻タケの予防・改善にはデトックス食材を

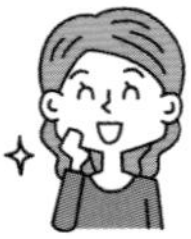

便通をよくすることが最優先

鼻タケができる人は、老廃物や有害物質を体内にため込みやすい体質の人に多く見られます。**老廃物を排出（デトックス）させやすくする食材を摂ることで、鼻タケを防止しましょう。**

私たちは日々の生活で、車の排気ガスやＰＭ２・５などが含まれた空気を吸い、食品の添加物や有害なミネラルを摂取しています。体内に入ってしまった有害物質や老廃物は約75％が便から排出されるため、便秘がちの方は食生活を見直し、便通をよくすることがデトックスの近道となります。

簡単レシピ！ 自家製 韓国のり風

水溶性と不溶性食物繊維が豊富で、便秘を解消し老廃物の排出を助けるのり。手軽に食べるなら、簡単に作れる韓国のり風がおすすめ。

作り方は、のりをさっとあぶったら、ごま油と塩をかけるだけ。これだけで食物繊維を摂ることができますが、食べすぎには注意。

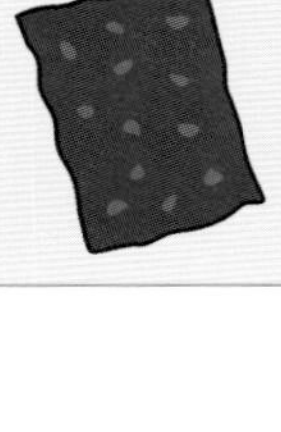

当てはまるものをCheck!

老廃物デトックスチェックリスト

1	あまり水分を摂らない方だ	☐
2	果物や野菜をあまり食べない	☐
3	夜遅い時間に食事をすることが多い	☐
4	1日3食ではないことが多い	☐
5	食後、または普段から下腹が出ている	☐
6	現在、ダイエットをしている	☐
7	運動が好きではない	☐
8	最近、ストレスがたまっている	☐
9	便秘体質だ	☐
10	風邪をひくと治りにくい	☐

0~2個
老廃物を効果的に排出できているようです

3~4個
食物繊維が足りていないかも。少し老廃物をため込んでいるようです

5~7個
偏った食事をしていませんか。老廃物がたまりがちになっています。
いつも食べている食材を確認するなど、食生活を見直しましょう

8個以上
老廃物がうまく排出できていません。食生活を改善するのはもちろん、
運動など生活全般を見直す必要があります

老廃物を効率的に排出してくれる

便秘も改善!

デトックス食材

体にとって有害な物質を排出、吸収されにくくする食材をたっぷり摂って、鼻だけでなく全身の健康を目指しましょう。

便通をよくする食べ物

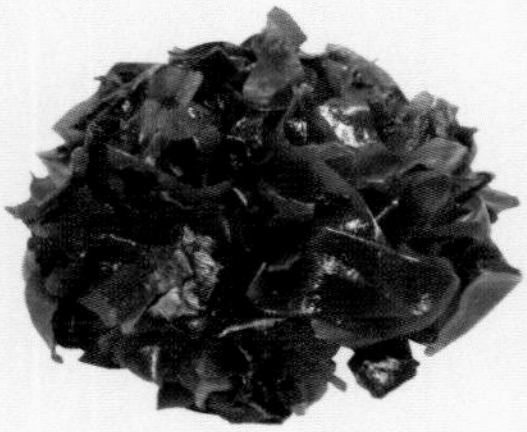

ワカメ

ワカメの、ぬめり成分の中には水溶性食物繊維のアルギン酸が含まれており、整腸作用、コレステロール低下の働きがあります。便通をよくする食物繊維も豊富です。

シメジ

不溶性食物繊維が多く含まれ、免疫力を高めるビタミンD、ナトリウムを排出するカリウムなどさまざまな栄養がつまっています。疲労を回復するオルニチンも含有。

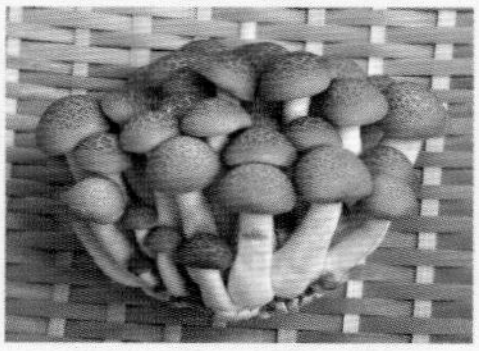

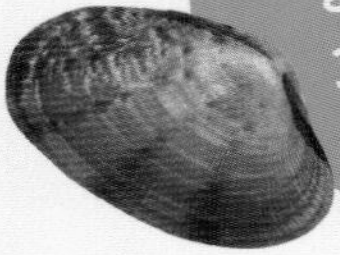

アサリ

アサリに含まれるマグネシウムは、腸内で水分を集めて便をやわらかくしてくれる作用があります。亜鉛、鉄などのミネラルもたっぷり含み、滋養強壮にも効果が。

有害物質の無毒化を助ける食べ物

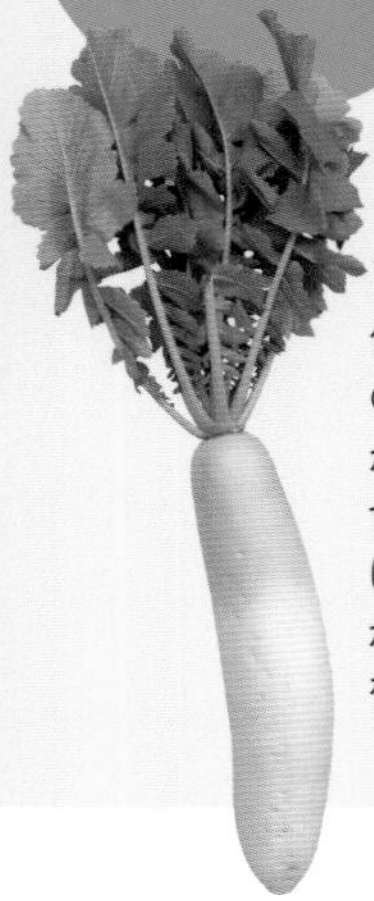

ダイコン

体内の鉛、水銀、ヒ素の無毒化を助ける作用があります。ダイコンに含まれるジアスターゼには消化を助ける効果が。胃もたれや胸やけを防ぐ作用もあります。

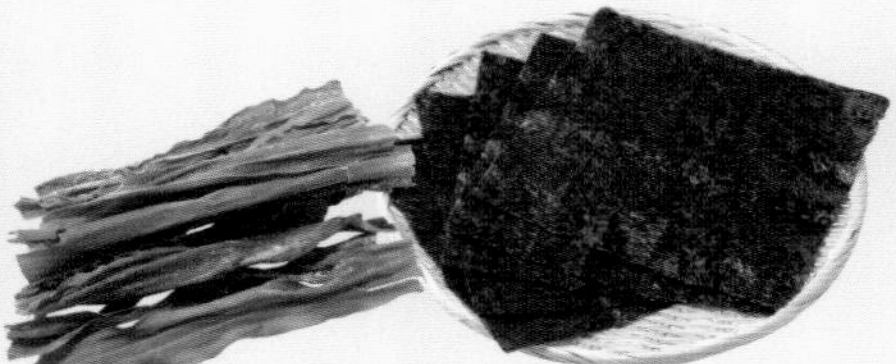

昆布・のり

水溶性と不溶性食物繊維が豊富な海藻類は、腸の動きを活発にして便秘を解消、老廃物の排出を促してくれます。体内のカドミウムなど有害物質の無毒化を助ける作用も。

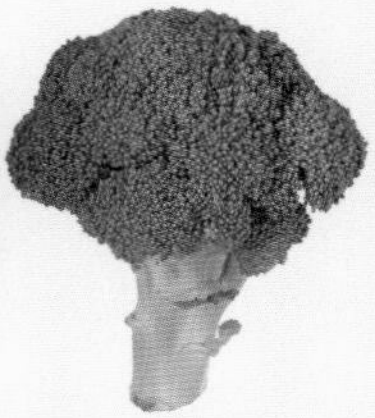

ブロッコリー

体内のアルミニウムなど有害物質の無毒化を助ける作用があります。ブロッコリーに含まれるスルフォラファンには抗酸化作用があり、ビタミンCとともに免疫力もアップ。

有害物質を吸収しにくくさせる食べ物

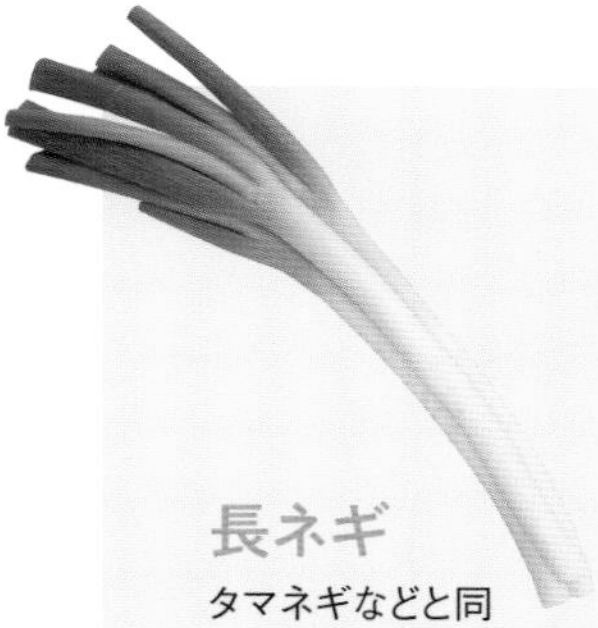

長ネギ

タマネギなどと同じく硫黄化合物を含んでおり、体内の鉛、水銀、ヒ素を包み込んで吸収されにくくする作用をもっています。アリシンには血行をよくする働きがあります。

タマネギ

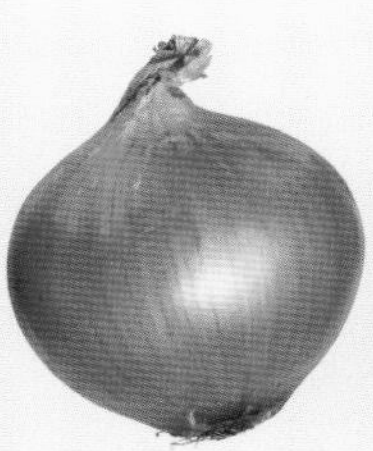

タマネギに含まれる硫黄化合物には、体内のアルミニウムを包み込み、大腸など消化器官で吸収されにくくする作用があります。オリゴ糖を含み、腸内環境をよくする効果が。

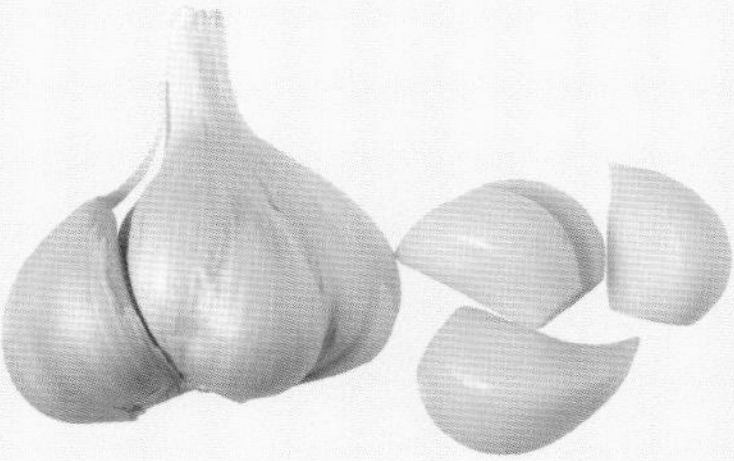

ニンニク

精力増強としても知られるニンニク。これに含まれる硫黄化合物には、体内の水銀、ヒ素などを包み込み、大腸などで吸収されないように防ぐ作用があります。

有害物質の排出を促す作用をもつ食べ物

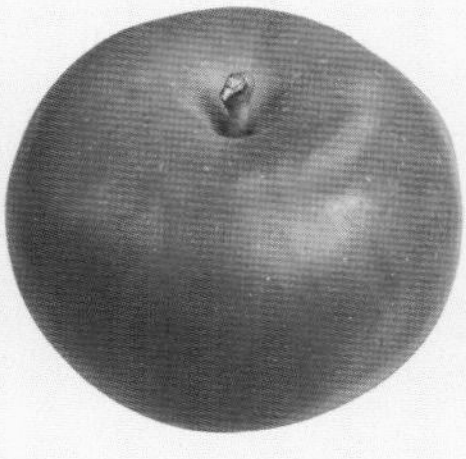

リンゴ

体内の鉛、水銀、ヒ素などの排出を促す作用がある食物繊維が豊富なのはもちろん、皮には整腸作用を促すペクチンが豊富。活性酸素を抑えてくれるポリフェノールも含有。

パクチー（コリアンダー）

体内のカドミウム、鉛、水銀などの排出を促す働きをもつパクチー。活性酸素の働きを抑えるベータカロテンも多く含み、動脈硬化予防やアンチエイジングにも効果が。

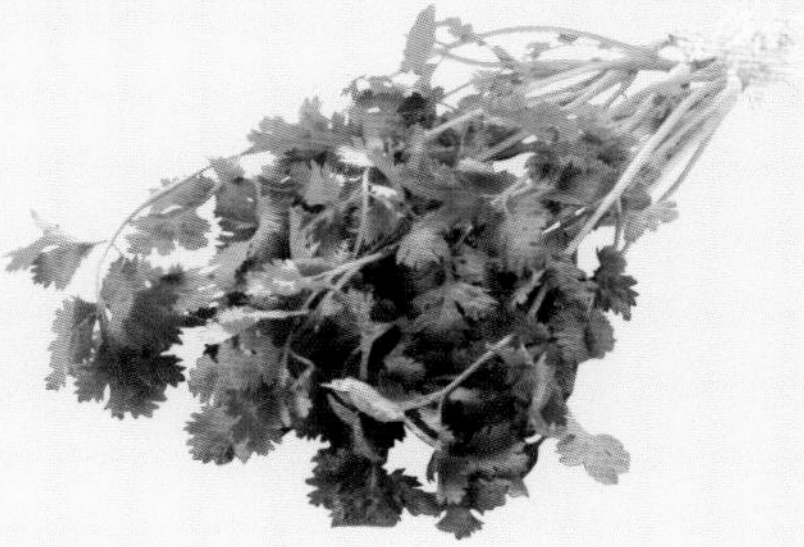

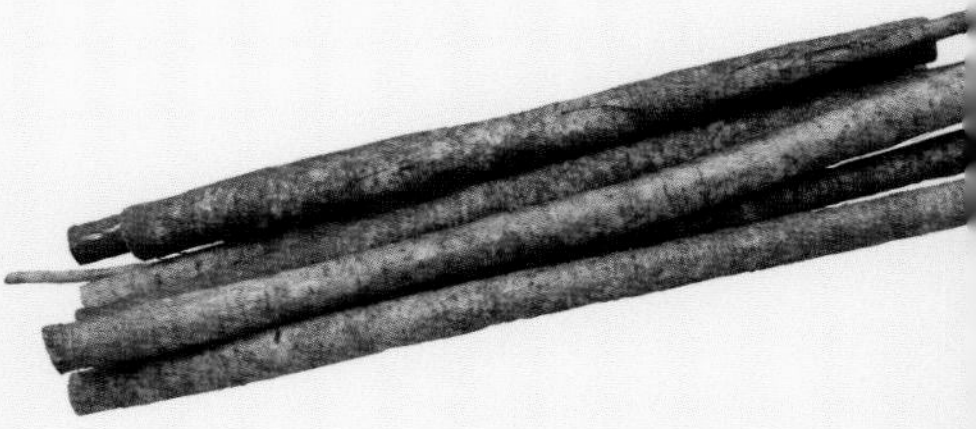

ゴボウ

ゴボウに豊富に含まれる食物繊維には、体内のカドミウム、鉛などの排出を促す作用があります。イヌリンには利尿作用があり、アスパラギン酸には老廃物処理の作用があります。

鼻のムズムズ、不快感を軽減！

アレルギー性鼻炎・花粉症を予防できる食材

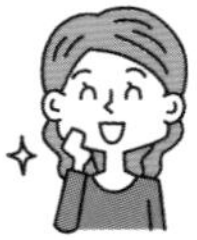

免疫機能が集まる腸に、いい食べ物を

アレルギー性鼻炎・花粉症は、空気を浮遊する花粉・ハウスダストなど「アレルゲン」が鼻粘膜につくことで発症します。鼻水、鼻づまり、痰がからむなど、人によって症状も程度もさまざまですが、症状がつらいことに変わりはありません。

鼻はもちろん、その他のアレルギー症状をやわらげたり、予防するには、**人体の免疫機能の約60%を担う腸の健康状態を良好にする必要があります。**発酵食品や天日干しされた食品など、腸にいいとされる食材を積極的に摂りましょう。

簡単レシピ！ しらす納豆

免疫力を上げてくれるビタミンDと骨などを強くするカルシウムを効率的に摂れるしらすをおいしく食べられるレシピは、混ぜた納豆にしらすをのせるだけ。お好みで刻みネギや細かくちぎったのりを追加しても。

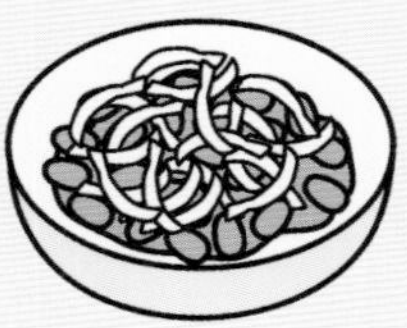

アレルギー性鼻炎・花粉症と風邪の比較

	アレルギー性鼻炎・花粉症	風邪
鼻の症状	●サラッとした透明の鼻水 ●鼻づまりがある ●発作的で連発するくしゃみ	●粘りけのある黄色い鼻水 ●鼻づまりがある ●くしゃみ
日中の症状変化	●起床時に激しい症状が出る	●一日中恒常的に症状が出る
鼻以外の症状	●目のかゆみ ●喉のイガイガ感 ●咳、痰、後鼻漏	●発熱 ●喉の痛み ●咳、痰、後鼻漏 ●悪寒
期間	●2週間以上続く	●約10日で治まる

アレルギー性鼻炎・花粉症と風邪の症状は、一見似ていますが、いくつか異なる特徴があります。例えば、アレルギー性鼻炎の鼻水はサラサラで透明ですが、風邪特有の鼻水は黄色みがかっていて、粘りけがあります。大きく違うのは、アレルギー性鼻炎は多くの場合で目のかゆみをともない、風邪の場合は発熱をともなうところです。

＼腸から改善！／

アレルギー性鼻炎、花粉症に効果のある食材

アレルギー性鼻炎、花粉症ともに腸の機能をよくする食材を摂ることで症状が改善することがあります。うまく食卓に取り入れましょう。

発酵キムチ

腸内には、病原菌と闘う抗体や免疫の働きを担う細胞など免疫機能の約60％が集まっています。乳酸発酵したキムチには、腸内で免疫の過剰反応を抑える働きがあり、アレルギー症状の緩和に役立ちます。

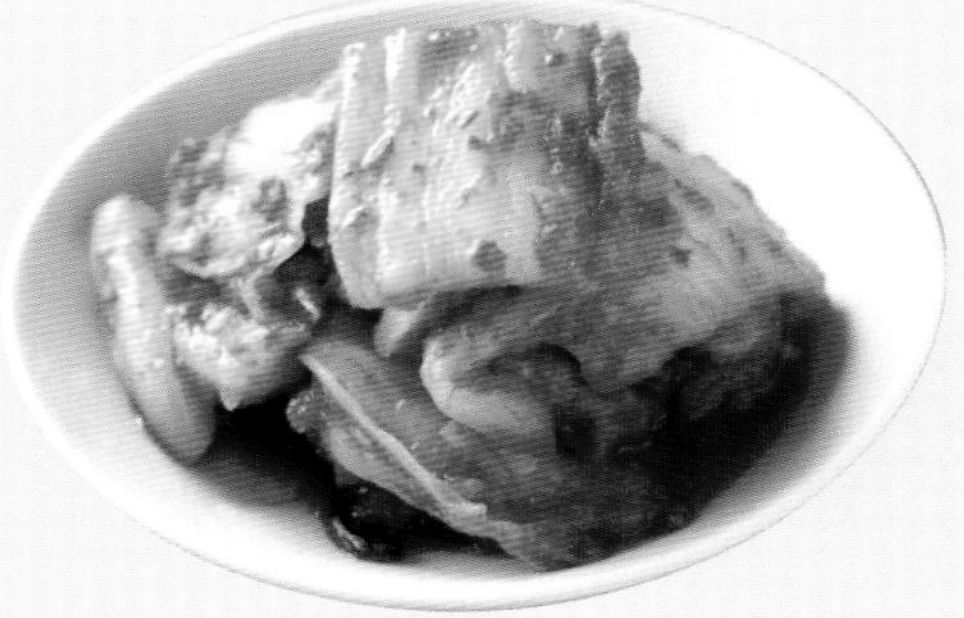

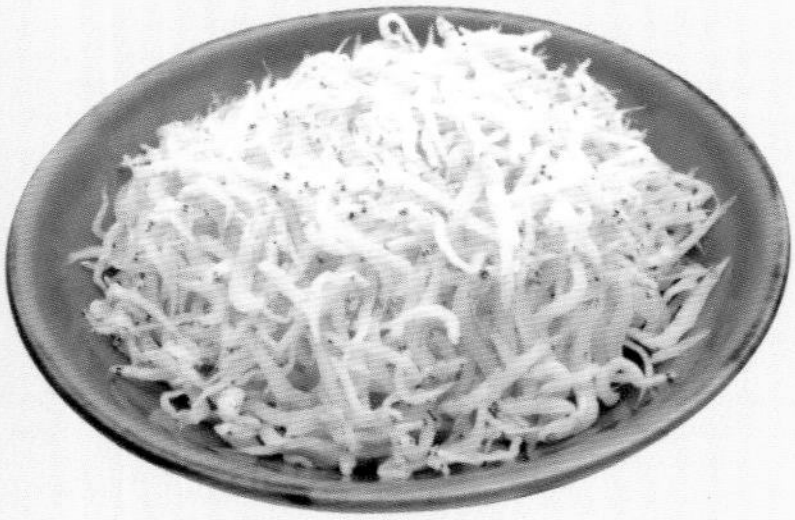

しらす

しらすには、免疫力を上げるビタミンDが多く含まれます。また、しらすに含まれるカルシウムは、ビタミンDと一緒に摂取すると吸収率が上がるうれしい効果があります。

干しシイタケ

干しシイタケには、免疫を調整する働きのあるビタミンDが豊富に含まれます。ビタミンDが不足すると、アレルギー反応のような、異常な免疫反応を招くといわれていますので、積極的に摂りましょう。

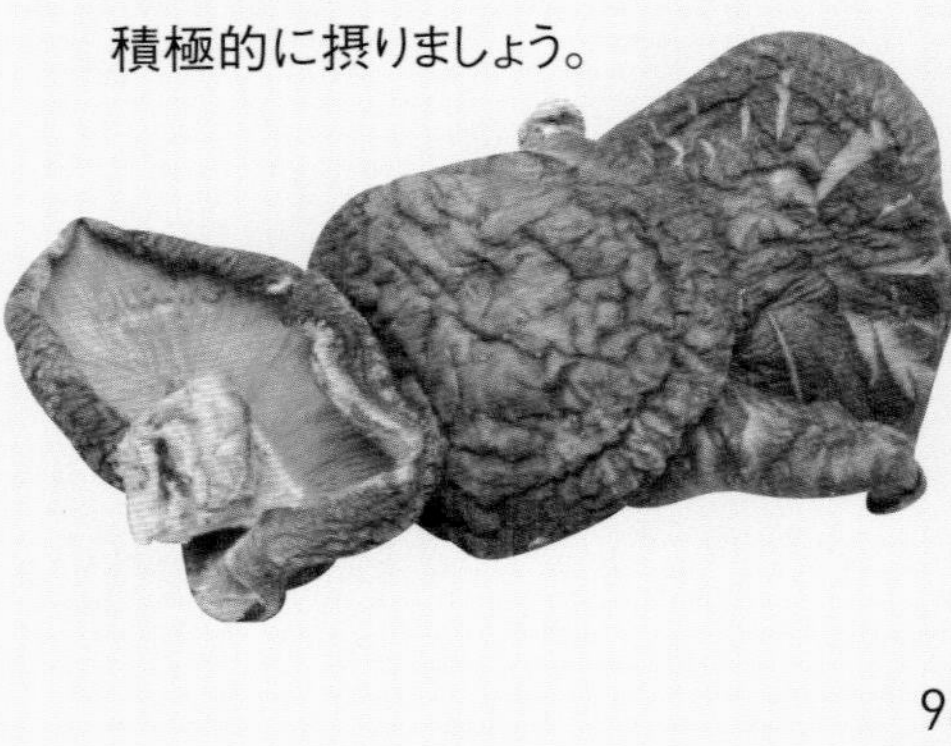

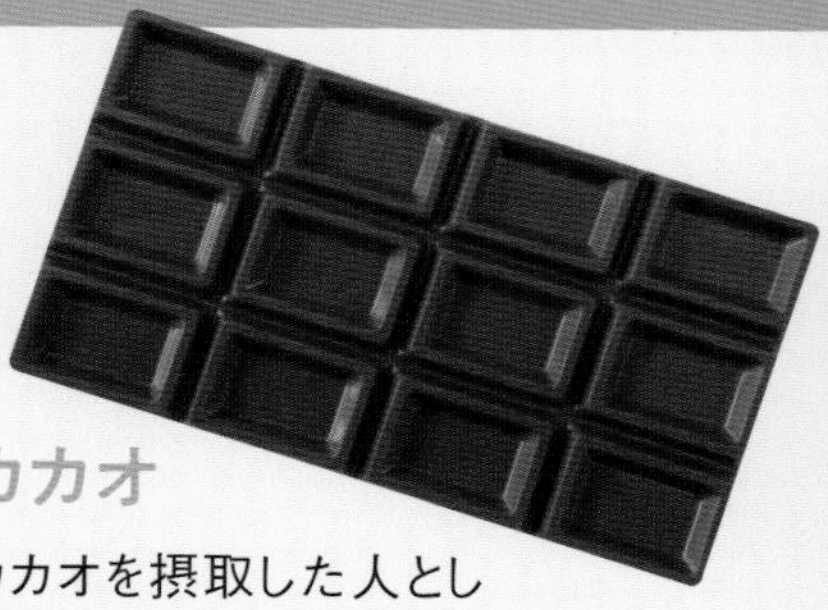

レンコン

レンコンには、排便を促す食物繊維が豊富なほか、抗酸化作用があり、アレルギー症状によい影響があるというポリフェノールや鼻水を抑える作用があるタンニンも含まれています。

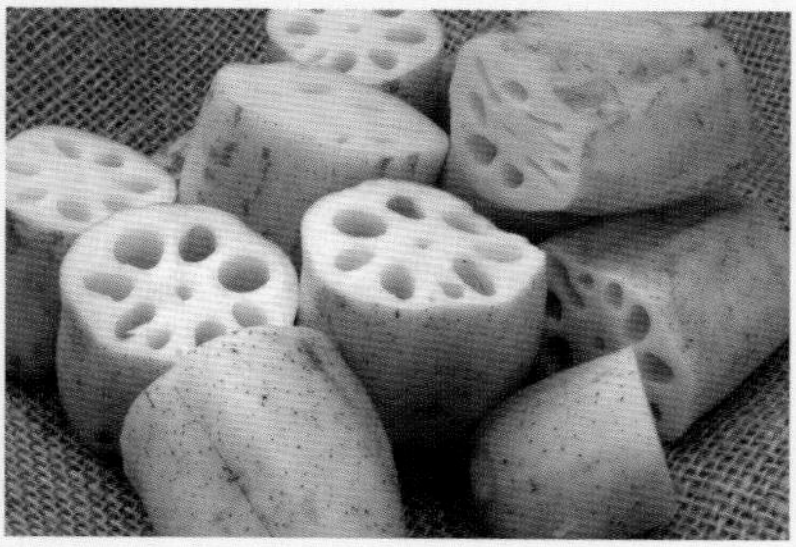

カカオ

カカオを摂取した人としなかった人を比べた研究によると、カカオを摂取した人にはアレルゲンに反応するIgE抗体ができにくく、アレルギー症状を起こすヒスタミンが放出されにくいという結果が得られたそうです。

OAS（口腔アレルギー症候群）とは？

果物や生野菜を食べたあと、数分以内に唇、舌、口の中などにかゆみ、しびれ、むくみなどが現れることがあります。これがOAS（口腔アレルギー症候群）で、ときにアナフィラキシーショックを起こすこともあります。

OASは、果物や生野菜などに含まれるアレルゲンが口の中の粘膜に触れて起こるアレルギー反応で、花粉症などのアレルギー症状をもつ方に多く見られます。

花粉症、OASの症状が悪化するおそれのある食材

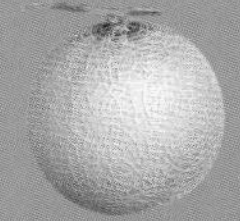

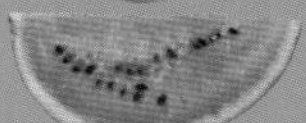

メロン・スイカなど

イネ科植物系の花粉症がある人は、メロンやスイカでOASを起こすことがあります。ハンノキ花粉症の人はリンゴ、モモなど、ヨモギ・ブタクサ花粉症の人はメロン、セロリなどでOASが出ることがあります。

ジャンクフード

スナック菓子やファストフードには、トランス脂肪酸が多量に含まれています。食品成分表示では、マーガリン、ショートニング、ファットスプレッド、加工油脂、食用植物油に含まれているので、成分表示を見て、食べすぎないように気をつけましょう。

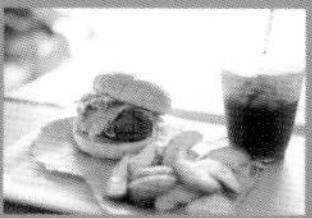

トマト

スギ花粉に含まれるタンパク質と、トマトに含まれるタンパク質が似ているため、スギ花粉症の人が食べると、唇が腫れたり、口の中がピリピリすることがあります。

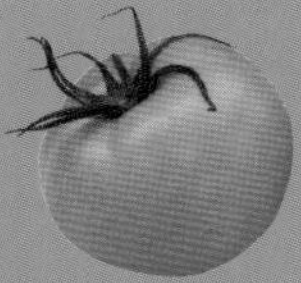

生活習慣病の予防にも効果あり！

慢性化した炎症を抑える抗酸化食材

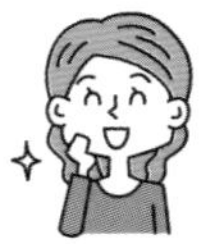

活性酸素を増やさないために

副鼻腔炎やアレルギー性鼻炎などが慢性化してしまい、一年中鼻トラブルに悩まされている方が、世間には思ったより多くいらっしゃると、診察を通して痛切に感じています。

実は、がんやメタボリックシンドローム、糖尿病などの生活習慣病も、鼻炎と同じく慢性炎症が原因になっています。

炎症を起こす原因となるのは、細胞を傷つけて老化させる活性酸素です。**活性酸素を増やさないためには、抗酸化作用のある食材を取り入れることが重要です。**

簡単レシピ！オリーブココア

ココアにはお腹を長時間温める効果があり、腸を活発にしてくれます。さらに、オリーブオイルは高い抗酸化作用が。作り方は、ココアにお好みの量のオリーブオイルをたらすだけ。最強の高抗酸化食材2つを組み合わせたオリーブココアは、朝食で摂ることをおすすめします。

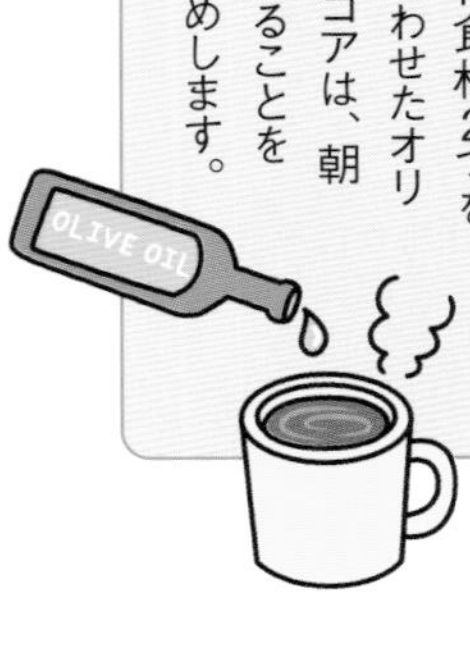

抗酸化作用のある栄養素

ビタミン	
ビタミンA	皮膚、目などの健康に欠かせない栄養素。ベータカロテンは体内でビタミンAに変わり、抗酸化作用が高い。
ビタミンC	骨や腱を結合させるコラーゲン生成に必須の栄養素。がんや動脈硬化、老化の予防に有益。
ビタミンE	末梢血管を広げ、血行をよくする働きがある。油に溶けやすい性質のため油と合わせて食べると吸収されやすい。
ポリフェノール	
カテキン	血圧上昇を抑え、殺菌作用も高い。抗酸化力は、ビタミンCの数倍にもなるといわれている。
ケルセチン	血流をよくし、動脈硬化を予防する働きがあり、関節痛の症状をやわらげる効果も知られる。
アントシアニン	視力・視覚機能の改善、眼精疲労の予防に効果があるとされる。
ミネラル	
亜鉛	味細胞の働きを保ち、粘膜を保護するビタミンAを体内にとどめ、喉の痛み、鼻水・鼻づまりを緩和。
銅	免疫力を高め、貧血、動脈硬化を予防する働きがある。抗菌効果があり、食中毒や下痢を防ぐ作用も。
セレン（セレニウム）	活性酵素を分解するセレンは、抗酸化力が高く、がんや老化防止に効果がある。
マンガン	消化作用があり、血液の生成、骨や靭帯を強化する働きがある。また、生殖機能低下を防止する作用も。

酸化作用をもつ食材

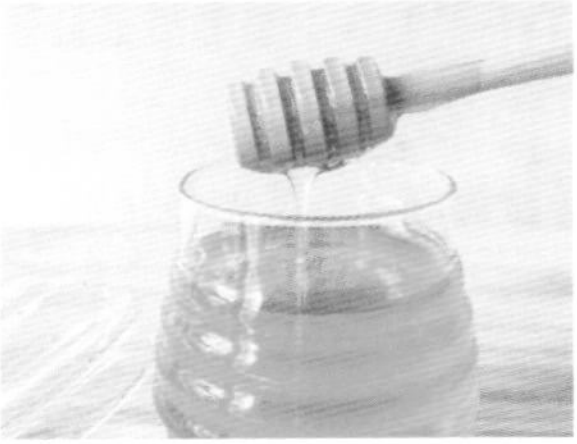

はちみつ

天然のはちみつは、ビフィズス菌を増やし、腸内環境を整える働きをするグルコン酸のほか、体内の活性酸素を除去する良質のポリフェノール、疲労を軽減するビタミンB_1、B_2などが含まれる栄養素が豊富で、美容にも欠かせない食品です。※

オリーブオイル

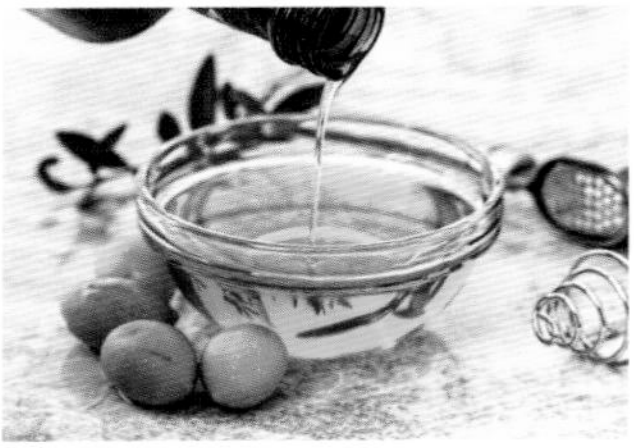

オリーブオイルに含まれるオレイン酸は、悪玉コレステロールを減少させる働きがあります。高い抗酸化作用をもつポリフェノールの含有量も高く、抗菌・抗ウイルス作用も。買うときはエキストラ・バージン・オリーブオイルを選びましょう。

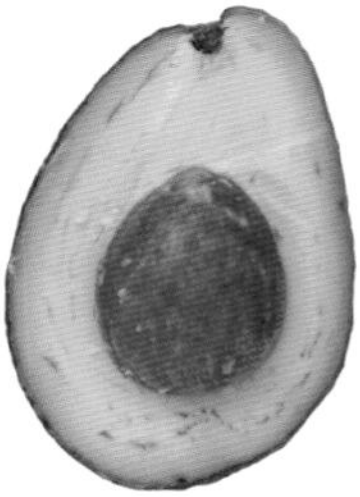

アボカド

「森のバター」と呼ばれるアボカドは、悪玉コレステロールを減らすオレイン酸が豊富で、抗酸化作用のあるビタミンEが多く含まれます。食物繊維の多さも群を抜いており、細胞の生産・再生を助けてくれる葉酸も含有するなど、栄養素の宝庫といえます。

ココア

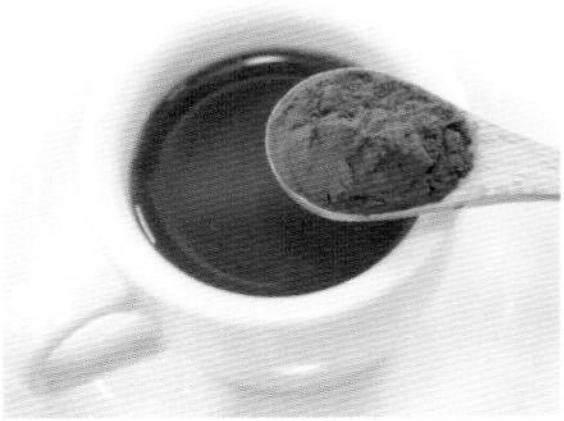

カカオから油分を取り除き、粉状にしたココアには、カカオの栄養素が凝縮されています。赤ワインより含有量の多いポリフェノールには高い抗酸化作用が。さらに、食物繊維には整腸作用があり、カリウムには冷えやむくみを解消してくれる効果も。

※1歳未満の乳幼児はボツリヌス症を引き起こす場合があるので、食べさせてはいけません。

美容にも効く！

炎症を抑える抗

抗酸化だけではなく抗糖化も大事

食パン、お好み焼きなど、焼くと褐色に変化することをメイラード反応とよびますが、この反応にはAGEs（終末糖化産物）が大量に発生します。

AGEsはタンパク質と糖質を同時に加熱することで発生する物質です。AGEsが体内に入ったり、体内で生成されると、血管、コラーゲン繊維などを老化させ、生活習慣病である糖尿病、高血圧症、がんなどを誘発させやすくなります。

この糖自体は生命を維持するために必要不可欠なエネルギー源ですが、生活習慣の乱れによって代謝が落ちている場合には、糖化によって作り出されるAGEsを除去しにくくなるのが怖いところです。

「酸化は体のサビつきを招く」反応だと例えられますが、「糖化は体が焦げつく」と例えられ、最近では、酸化以上に、糖化の危険性が知られるようになってきているのです。

生命反応である糖化を起こさずに過ごすことはできないですが、できるだけ糖化を減らす、糖化した物質を排出しやすくする対策は次の通りです。

①野菜からゆっくり食べる
②糖質を摂りすぎない
③適度な運動
④ビタミンC、E、カロテンなど抗酸化物質の摂取
⑤ハーブ類、米ぬかなど抗糖化物質の摂取

これに加え、なるべくストレス負荷の低い生活を送ることが望ましいとされています。ストレス強度が高い場合、やりがいや生きる意欲が低くなり、寝つきも悪くなります。こうしたストレスの負荷は心の老化を招き、うつを引き起こすこともあります。

しかし、適度なストレスは高齢者では認知症予防に寄与し、現役世代では思考や行動を活性化させ、張りのある生活が送れるなどのプラス面もあるので、ストレスとうまく付き合っていきたいところです。

また、AGEsの中でも超悪玉とよばれているのがアクリルアミドという物質です。WHO（世界保健機関）の外部組織IARC（国際がん研究機関）では、「ヒトに対する発がん性があると考えられる」というリスクの高いグループに分類されています。

アクリルアミドの濃度が高い食品として挙げられているのは、フライドポテト、ポテトチップ、ビスケットなど。できるだけ多量に摂取しないようにしたいものです。

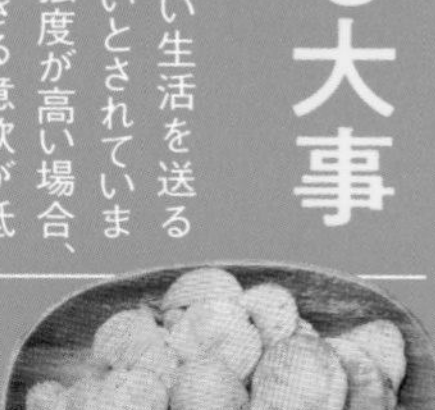

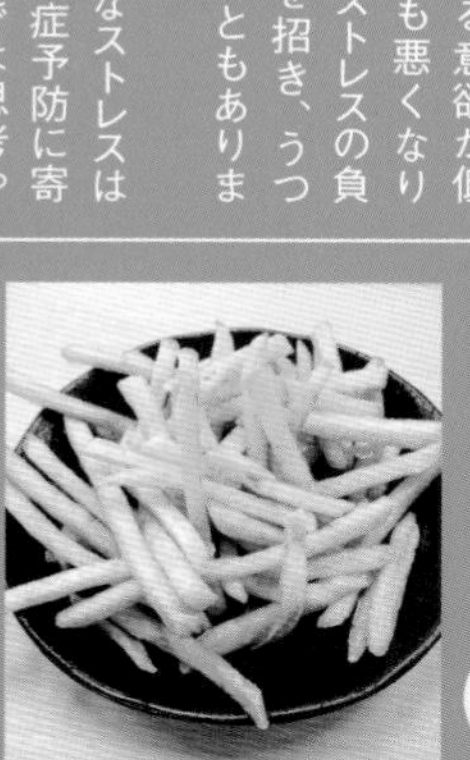

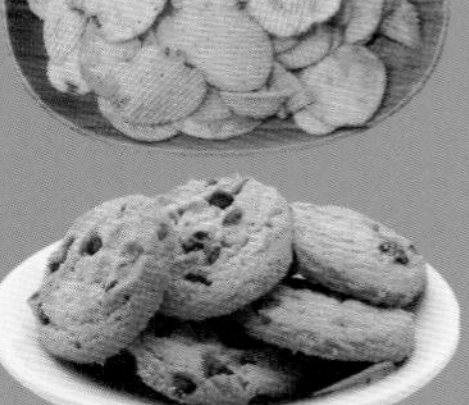

体内の化学反応が活発に！

生の食材で酵素をたっぷり摂る

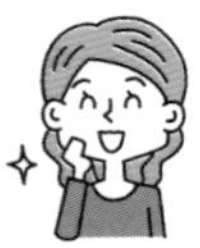

免疫力が上がり、鼻もスッキリ！

人間を含む多くの生物は、摂取した食べ物を消化、吸収、代謝するという化学反応を起こして生命を維持しています。この化学反応を起こす触媒となるのが体内酵素です。**体内酵素の働きが悪くなると、体内の化学反応のほとんどが停滞することになり、免疫力の低下などさまざまな不調の原因となります。**

発酵食品や果物に含まれる食物酵素がそのまま体内酵素になるわけではありませんが、最小単位に分解された発酵食品であれば、消化吸収のための膨大なエネルギーを無駄使いせず、消化器官の負担を減らす効果があるとして、注目されています。

簡単レシピ！
キウイフルーツのオリーブオイルがけ

キウイフルーツには、リンゴ1個より多くの食物繊維が含まれ、水溶性食物繊維と不溶性食物繊維が理想に近い割合で含まれています。作り方はキウイフルーツの中心部をくりぬき、そこにお好みの量のオリーブオイルをたらします。

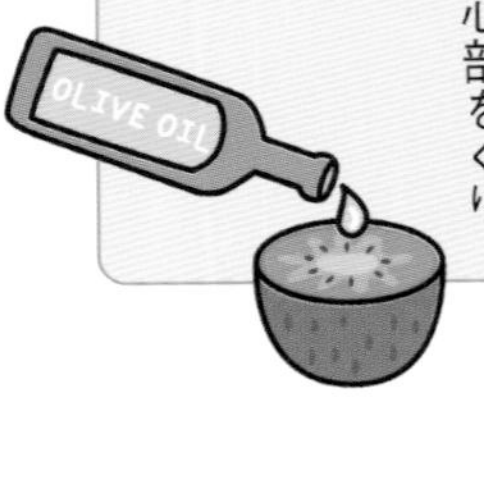

酵素不足を簡単チェック

3個以上当てはまる方は、酵素不足が考えられます。
この機会に生活習慣を見直してみましょう。

1	食欲がなく、胃痛がある	□
2	胸やけがある	□
3	最近、酒が弱くなった	□
4	風邪をひきやすい	□
5	血糖値が高い	□
6	集中力がなく、落ち着かない	□
7	怒りっぽくなった	□
8	慢性的に疲労を感じている	□
9	肩こりがひどくなった	□
10	便秘がち	□
11	おならや便が臭い	□
12	頻尿、または尿の出が悪い	□
13	肌がかさかさ、乾燥している	□
14	むくみがち	□
15	不眠でなかなか寝つけなくなった	□

※このチェックリストはあくまでひとつの目安です。該当項目が多い方は、医療機関での受診をおすすめします。

酵素がたくさん摂れる オススメ食品

鼻の機能を高めてくれる酵素は、生の食材に多く含まれています。
発酵食品とあわせてたっぷり摂りましょう。

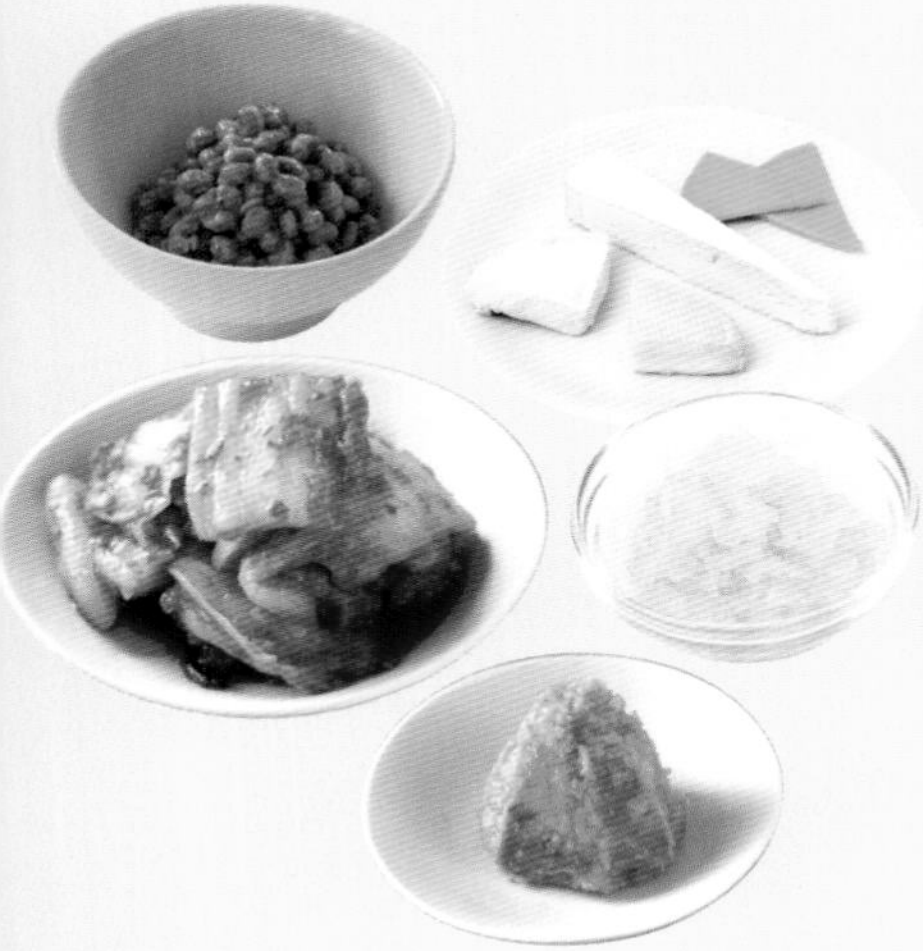

発酵食品

発酵食品は発酵によって栄養分が最小単位の大きさに分解されている食べ物です。そのため、食べればすぐに栄養素として体内に取り込まれやすいといわれます。納豆菌、乳酸菌とも酵素を多く含んでおり、それぞれ栄養効果も異なります。一緒に摂ると相乗効果を得られる黄金コンビといえるのです。

●納豆　●キムチ　●味噌
ザワークラウト　●チーズ…etc

果物

ほとんどの種類を生で食べる果物には「酵素の宝庫」と呼ばれるほど豊富な酵素が含まれています。さらにキウイフルーツやパイナップルは、タンパク質分解酵素のあるビタミンCやビタミンEを含んでおり、バナナには整腸作用があるので、酵素を補うためにも朝食などで食したいところです。

●キウイフルーツ　●パイナップル
●リンゴ　●バナナ　●ミカン…etc

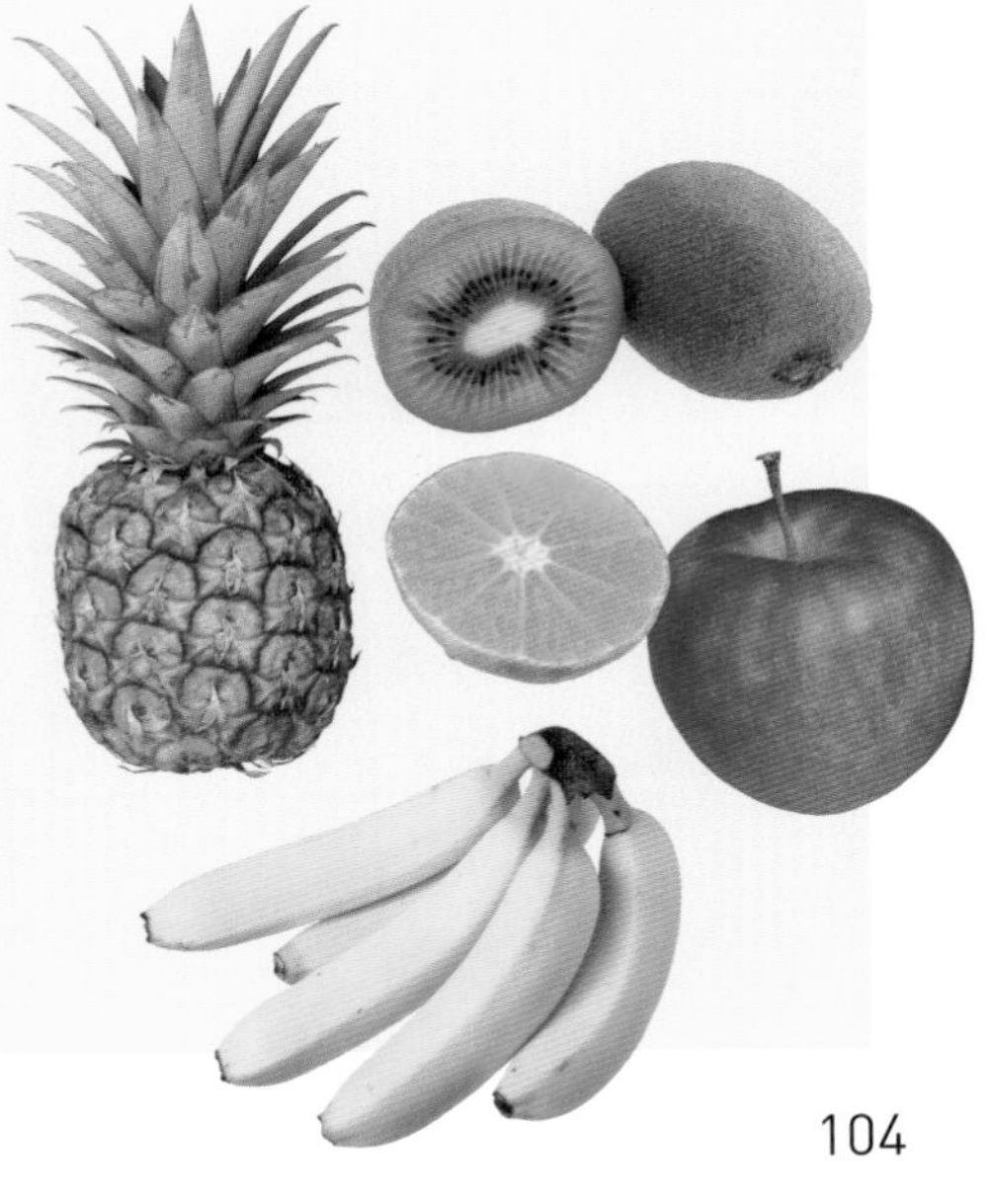

野菜

野菜にも、果物と同様に酵素が豊富に含まれています。注意したいのは、酵素は熱に弱いため、加熱しないこと。生のまま、サラダなどにして食べましょう。ダイコンやキュウリの酵素は、すりおろして食べると効果的に摂取できます。果物と一緒にミキサーにかけたフレッシュジュースもおすすめです。

- **ニンジン**
- **キュウリ**
- **ダイコン**
- **小松菜**
- **ブロッコリー…etc**

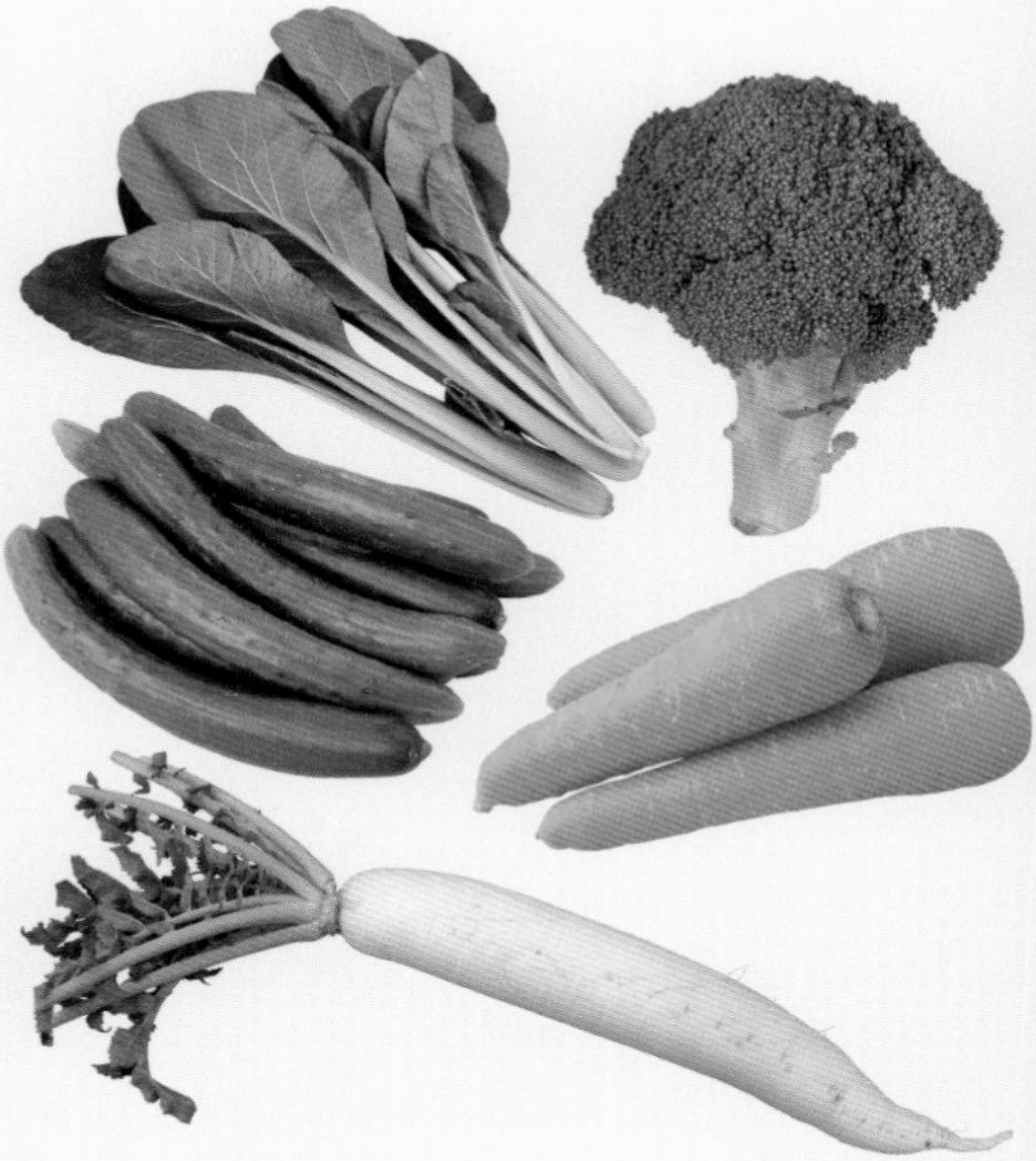

酵素の特徴

❶生命維持のために必要不可欠

体内酵素は食べ物の消化・吸収や、体を動かす、呼吸、細胞の新陳代謝など、すべての生命活動の触媒となる大切な要素です。

❷酵素はひとつの働きしかしない

消化酵素のアミラーゼはデンプンを分解しますが、そのほかの成分は分解しません。体内には5000を超える酵素が発見されています。

❸熱に弱い

タンパク質によって構成されている酵素は、50度以上で加熱すると機能しなくなるという、高温に弱い特徴があります。

❹すべての生物に存在する

魚、肉、野菜、果物など、私たちが食する生物には、必ず酵素が含まれています。

鼻のトラブルに効く簡単レシピつき

毎日摂りたいLPS食材

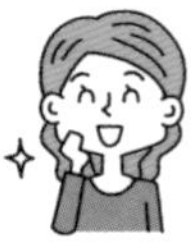

鼻腔内の炎症を抑える効果も

ＬＰＳ（リポポリサッカライド）とは、免疫ビタミンとも呼ばれる物質のことを指します。**ＬＰＳは、がん細胞や老廃物、ウイルスを体内から除去する働きをもつ免疫細胞「マクロファージ」を活性化させ、鼻など体全体の免疫力を上げてくれます。**

ＬＰＳの多くは土壌にあるため、野菜などの食品に豊富に含まれています。このＬＰＳを効果的に摂取するポイントは、皮ごと食べるようにする、長時間の高温加熱をしない、長く水に浸さないことです。

摂りすぎによる悪影響は現在まで報告されていないので、毎日の食事にぜひ取り入れてみてください。

LPSの効果的な摂取方法

LPSは野菜や穀物の皮に多く含まれるので、よく洗って皮ごと食べるのが基本です。揚げ物のような高温調理、長時間の加熱はLPSの組織が壊れるので避けたいところ。

また、LPSは水溶性なので、調理前に水に浸さずに料理を。スープや汁物なら、LPSを余すことなく摂取できます。

LPS含有量が豊富な食品

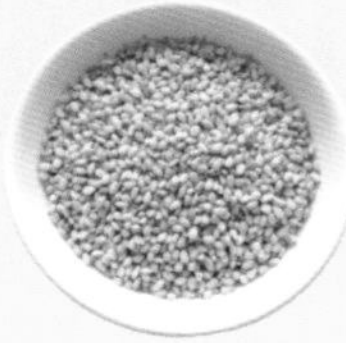

ごま

ごまの栄養素で最近注目されているのが活性酸素を抑制する抗酸化物質、ゴマリグナン。LPS量はもちろん、食物繊維、ビタミンE、不飽和脂肪酸も豊富に含まれる。

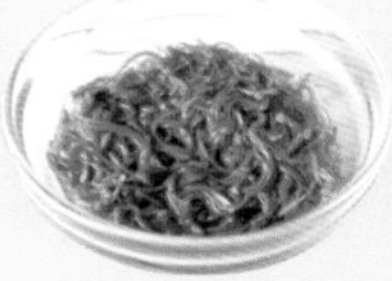

メカブ

免疫力を高めるといわれるフコイダンを豊富に含むメカブは、LPS量も多く、まさに栄養の宝庫といえる。また、フコイダンには毛母細胞を活性化させる作用もある。

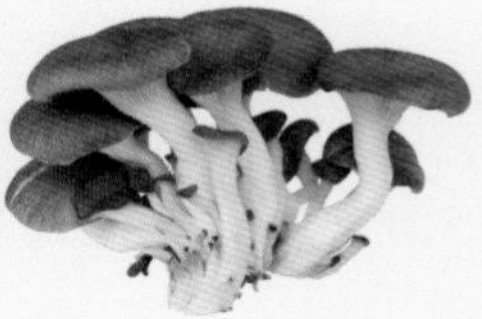

ヒラタケ

LPS含有量が高いヒラタケは味にクセがないので、いろいろな料理にアレンジして食べられるのが強み。カルシウムの吸収を助けるビタミンDも多く含まれる。

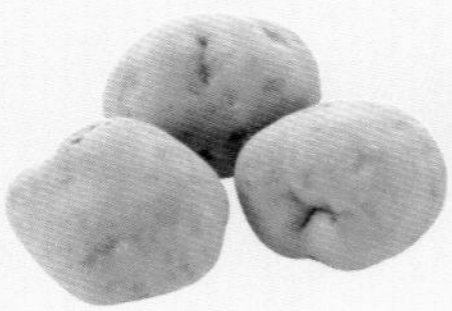

ジャガイモ

ジャガイモに含まれるビタミンCはデンプンに守られているため、加熱しても壊れにくいのが特徴。LPSを効率よく摂るために、皮をむかず、よく洗ってそのまま調理したい。

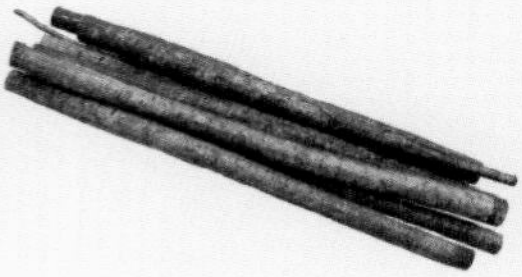

ゴボウ

土で育つ野菜にはLPSが豊富に含まれる。ゴボウには腸内の発がん性物質を吸着してくれる食物繊維が多いため、大腸がんの予防効果もあるといわれている。

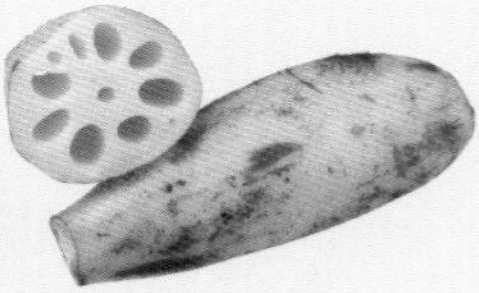

レンコン

LPSは、レンコンの節や皮に多く含まれるので、よく洗ってそのまま調理するのが基本。また、LPSは水に溶けやすいので、長時間水にさらすのも避けたい。

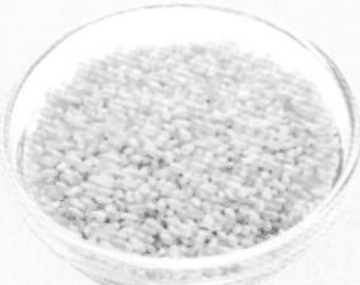

玄米・発芽米

LPSは米の糠層とその内側の亜糊粉層の部分に多く含まれているため、効率よくLPSを摂るなら、精製されてLPSのほとんどない白米より、玄米や発芽米を選びたい。

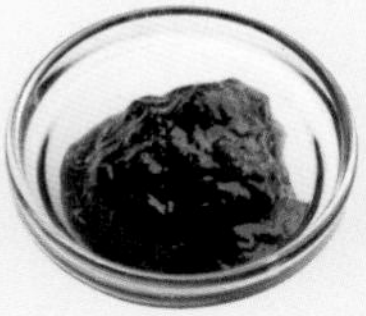

岩のり

波の荒い岩場に自生するアマノリなどの天然のりを岩のりと呼び、磯の香りが強いのが特徴。LPS量が多く、ビタミンCや食物繊維、葉酸を多く含んでいる。

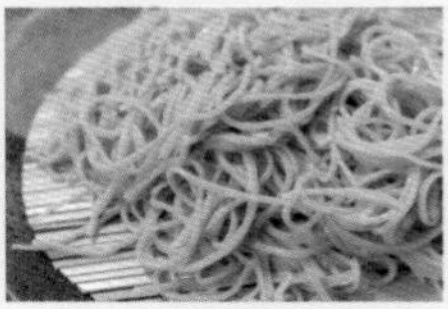

蕎麦

蕎麦に含まれるLPS量はもともと高いうえに、一食で食べる量も多いことから、LPSを効率的に摂れる食材といえる。血流をよくするルチンが摂れるのもうれしい。

ヒラタケのごま油漬け

調理時間 15分

LPS含有量ナンバーワン食材のヒラタケ。
このレシピなら簡単に作り置きできるので、
毎日少しずつ食べられます。

冷蔵保存で
約2週間

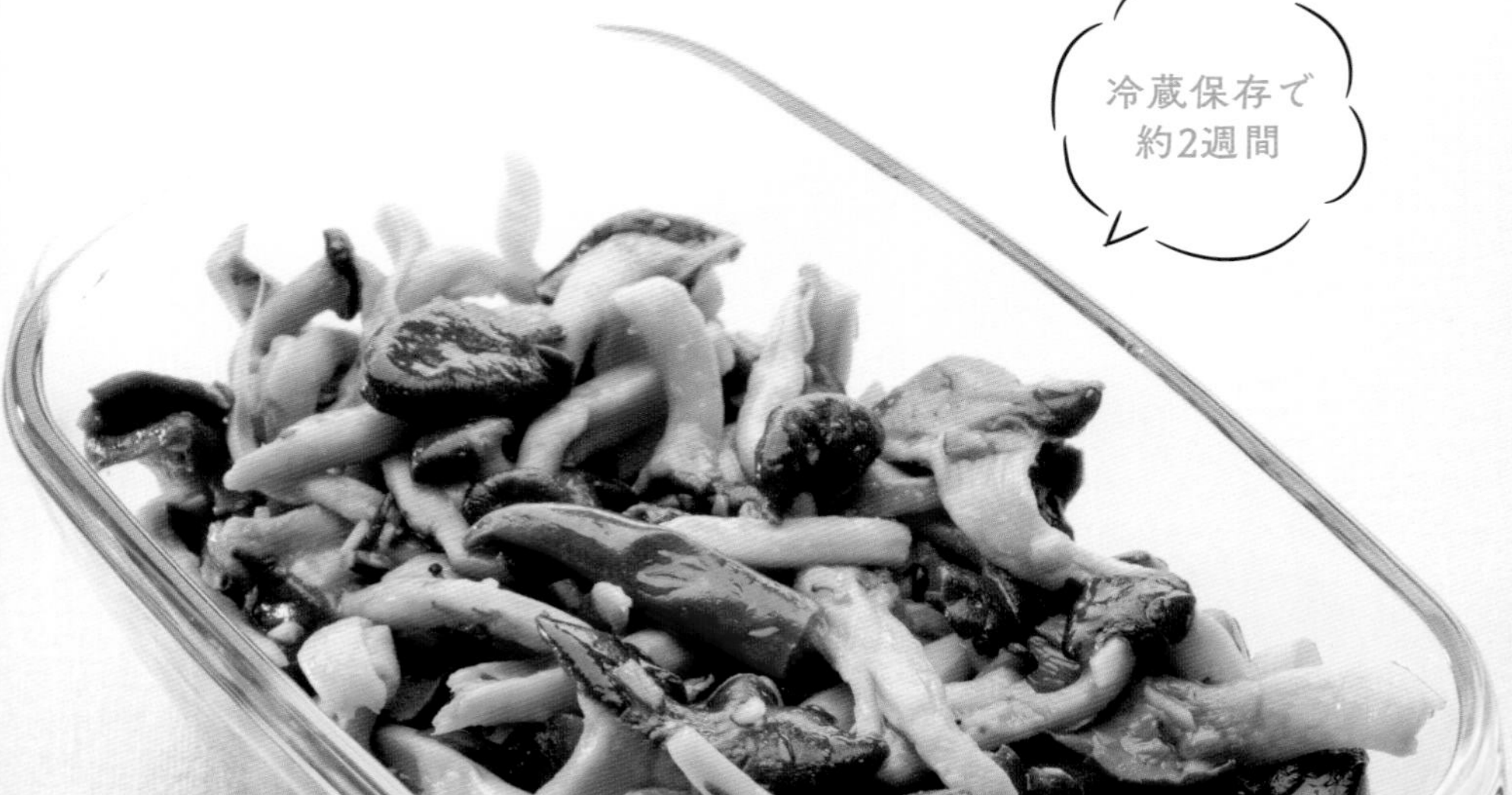

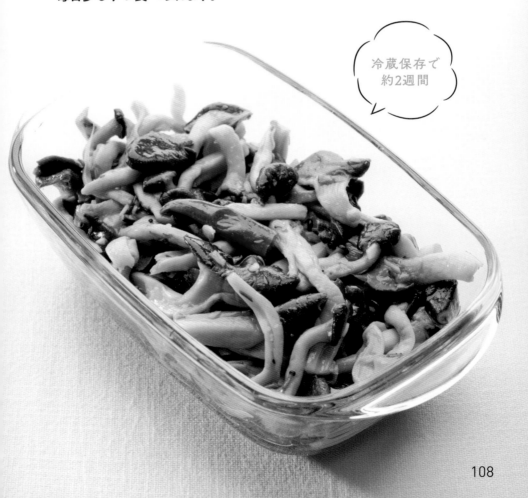

Recipe

材料（作りやすい分量）

- ヒラタケ…300g
- ニンニク…1かけ
- 鷹の爪…1本
- 塩…小さじ1/2
- ごま油…［大さじ3 / 50ml］

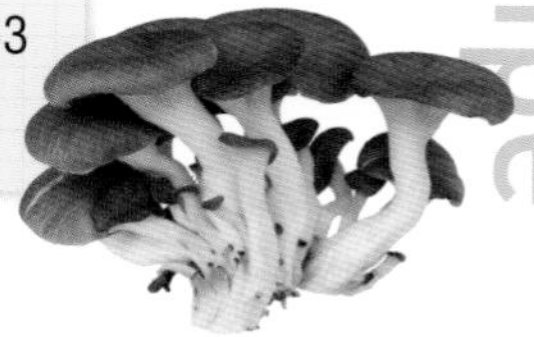

作り方

1 ヒラタケは食べやすい大きさにさく。ニンニクはみじん切りにし、鷹の爪は種を出す。

2 フライパンにごま油（大さじ3）、ニンニク、鷹の爪を入れて弱火にかけ、香りが立つまで炒めてヒラタケを加え、中火で炒める。ヒラタケから出る水分がなくなるまで炒め、塩を入れて混ぜ、熱いうちに保存容器に入れる。

3 ごま油（50ml）を注ぎ、全体をよく混ぜる。冷ましてから冷蔵庫で保存する。

料理のPOINT!

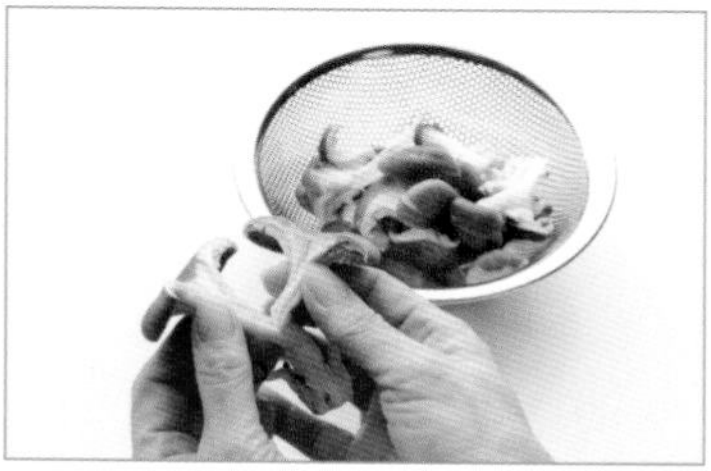

1 ヒラタケは包丁で切らずに、手で食べやすい大きさにさくことで、味がしみやすく、時短にもなります。

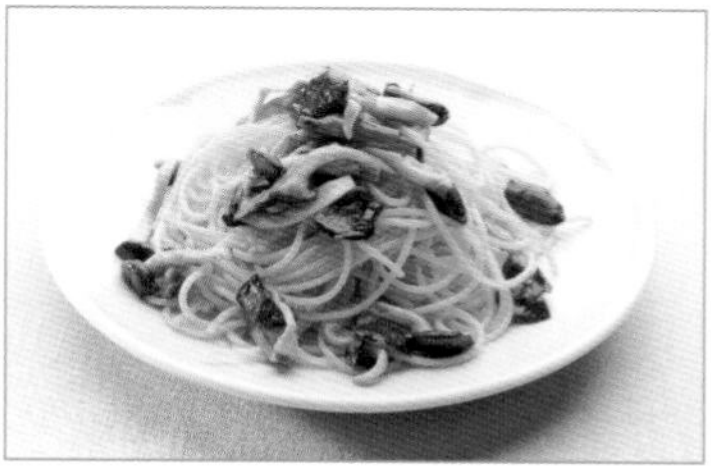

2 ヒラタケのごま油漬けをしょうゆ少々であえれば、和風パスタソースに早変わり。バジルを入れてイタリア風にもアレンジできます。

メカブ蕎麦

調理時間 15分

メカブ、蕎麦、なめこと、
どれもLPSを多く含む優秀食材。
手間なく素早くできるレシピも魅力。

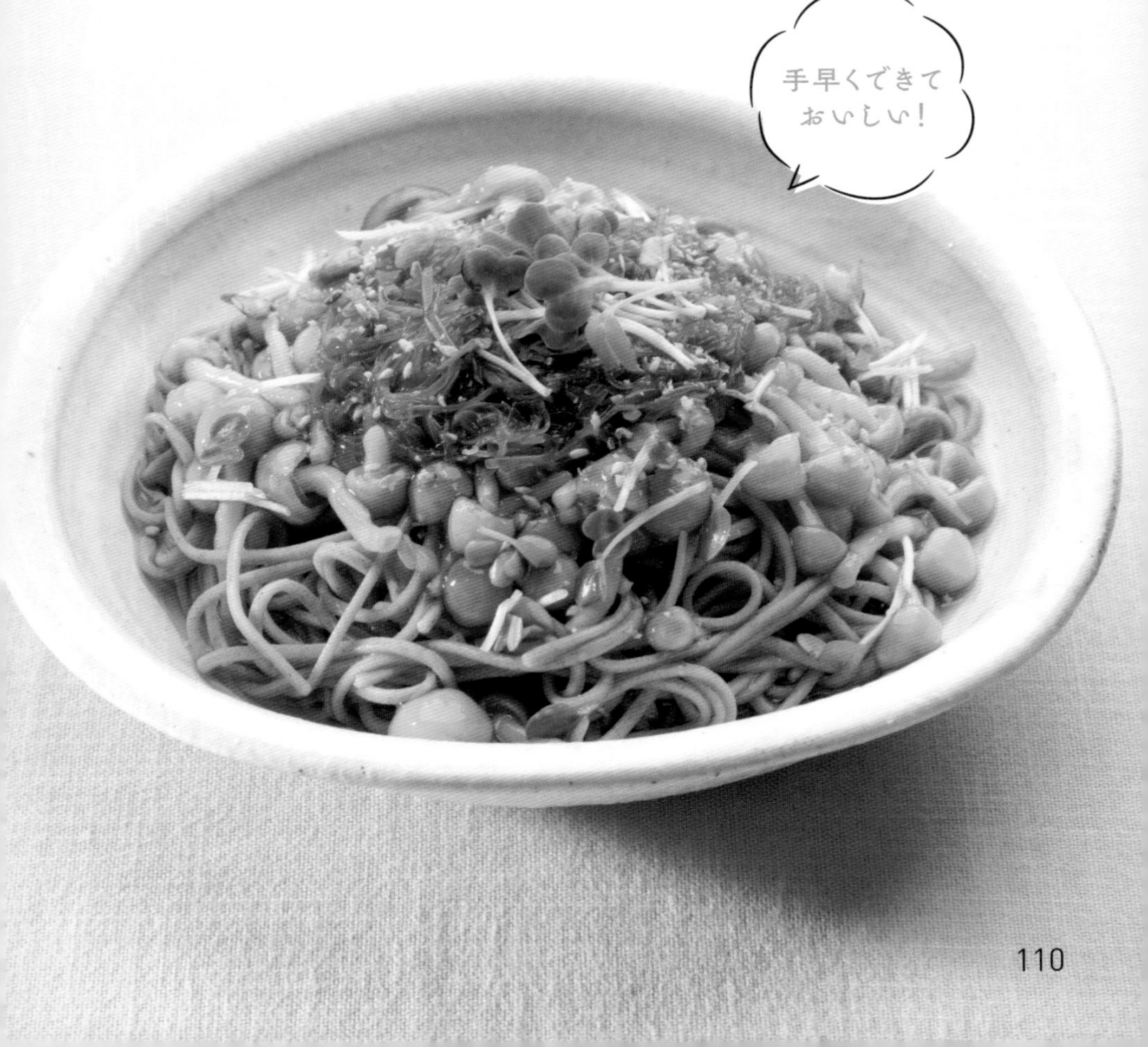

Recipe

材料（1人前）

- 十割蕎麦（乾麺）…100g
- メカブ（市販・味つき）…1パック（約40g）
- なめこ…1パック（約80g）
- 貝割れ大根、白すりごま…各適量
- A
  - 水…100ml
  - 麺つゆ（市販・3倍濃縮）…大さじ2

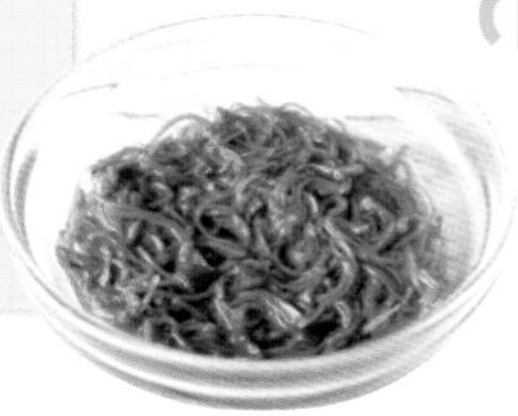

作り方

1 耐熱容器になめこ、Aを入れ、ラップをして電子レンジ（600W）で1分加熱し、粗熱をとって冷蔵庫で冷やす。

2 蕎麦は袋の表示にしたがってゆで、水にとって冷やし、水けをきって器に盛る。

3 2に1をかけ、メカブ、刻んだ貝割れ、すりごまをのせる。

料理のPOINT!

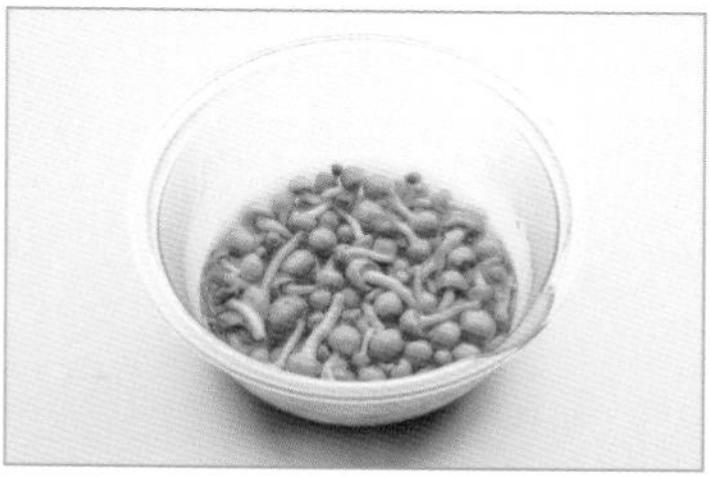

① なめこはさっと洗ってから、耐熱ボウルへ。水と麺つゆを入れてレンジで加熱するだけで下ごしらえ完了です。

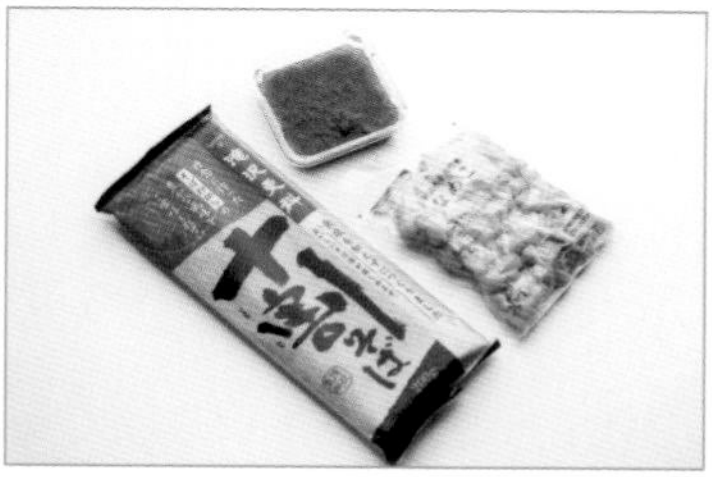

② メカブだけでなく、十割蕎麦、なめこもLPS含有量が多い食品です。トッピングのすりごまで吸収率をアップ!

酢レンコン

調理時間 15分

根菜類にはLPSが比較的多いですが、

なかでもレンコンは含有量が多め。

節や皮もまるごと食べるのがおすすめ。

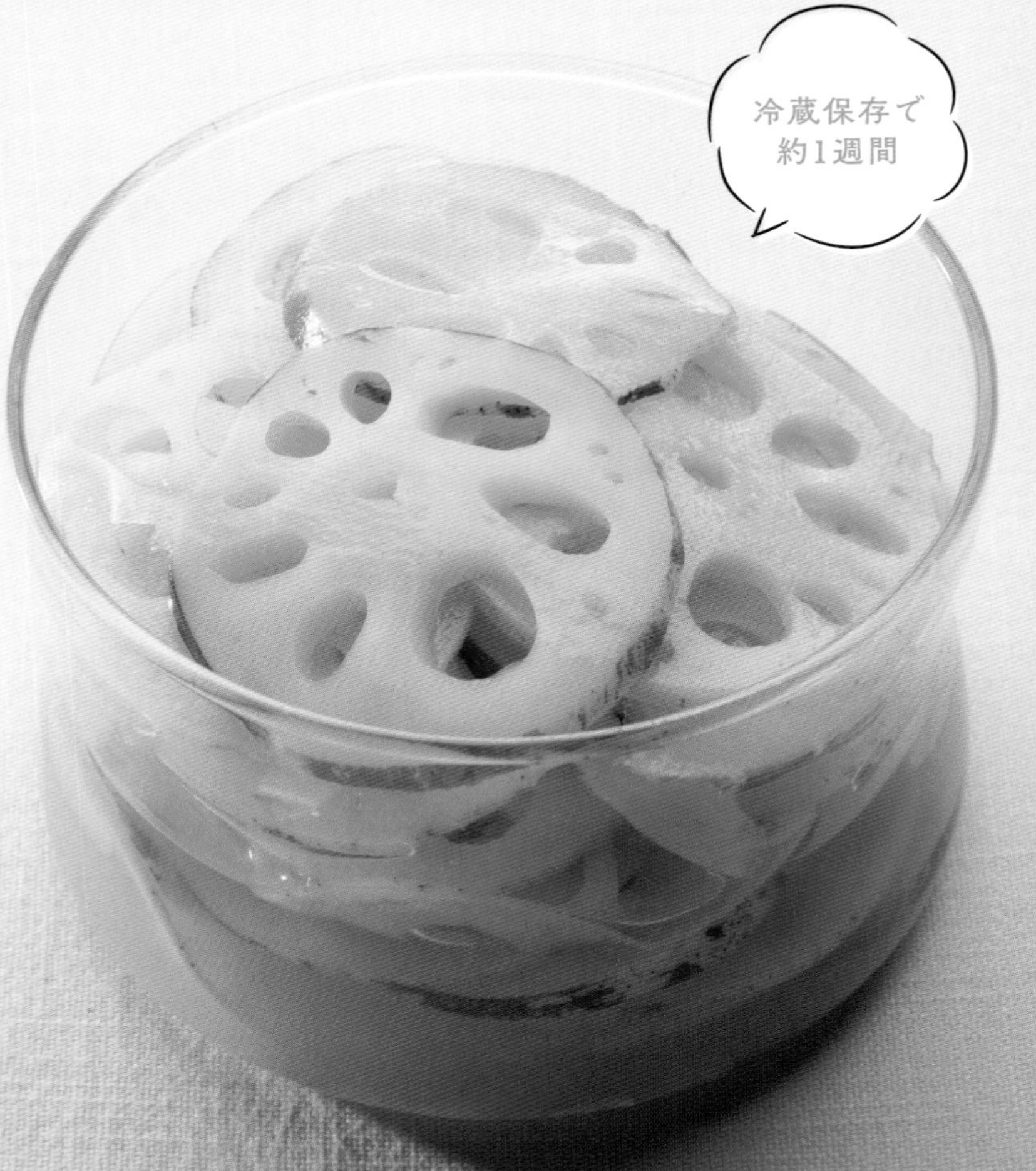

Recipe

材料（作りやすい分量）

- レンコン（皮、節つき）…約200g
- 塩…ひとつまみ
- 水…大さじ1

A
- 酢…100ml
- はちみつ…大さじ2

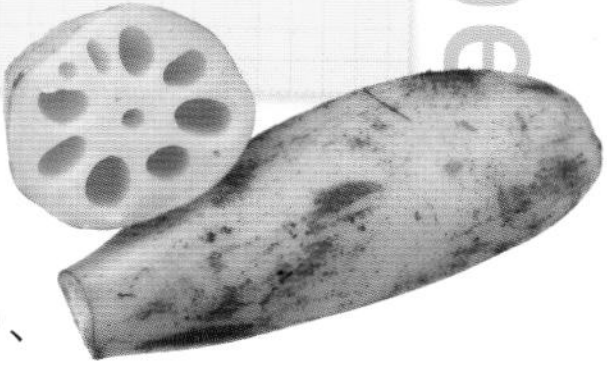

作り方

1 レンコンはよく洗い（とくに節はよく洗う）、皮ごと薄切りにし、耐熱容器に入れる。

2 1に塩、水をふりかけ、ラップをして電子レンジ（600W）で1分半加熱し、取り出して全体を混ぜ、再びラップをし、1分半加熱する。ざるに上げて水けをきる。

3 保存容器にAを入れて混ぜ、2を温かいうちに加え、混ぜる。ラップを張り付けて落とし蓋をしてもよい。冷ましてから冷蔵庫で保存する。

料理のPOINT!

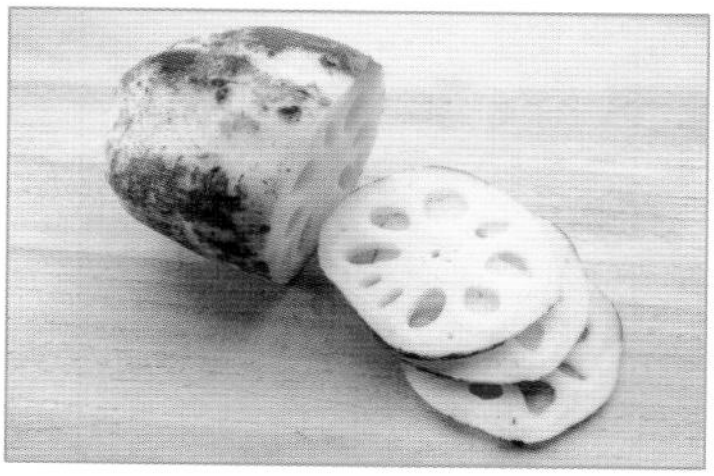

1 レンコンなどの根菜の皮にはLPSが豊富に含まれています。ポイントは皮ごと料理に使うこと。よく洗ってもLPSは損なわれません。

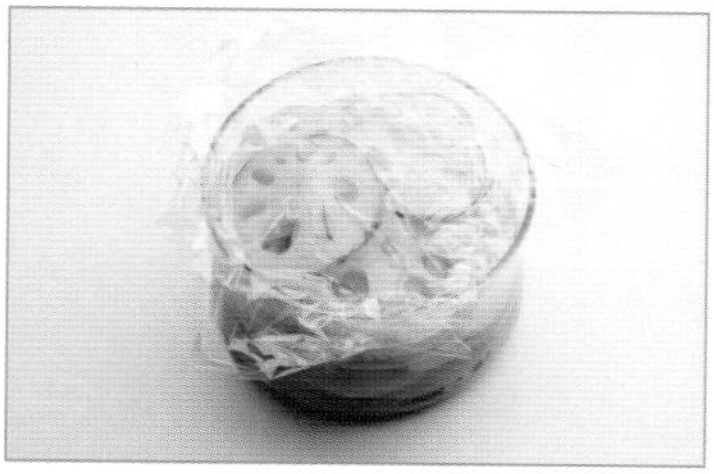

2 時短下ごしらえの味方がラップでレンチン。さらにラップで落とし蓋をすると、味がしみやすくなるのでおすすめです。

ひじきの玄米チャーハン

調理時間 15分

高LPS食材ばかりを使った、

まさに鼻トラブル向けのレシピ。

玄米はレトルトでお手軽に調理。

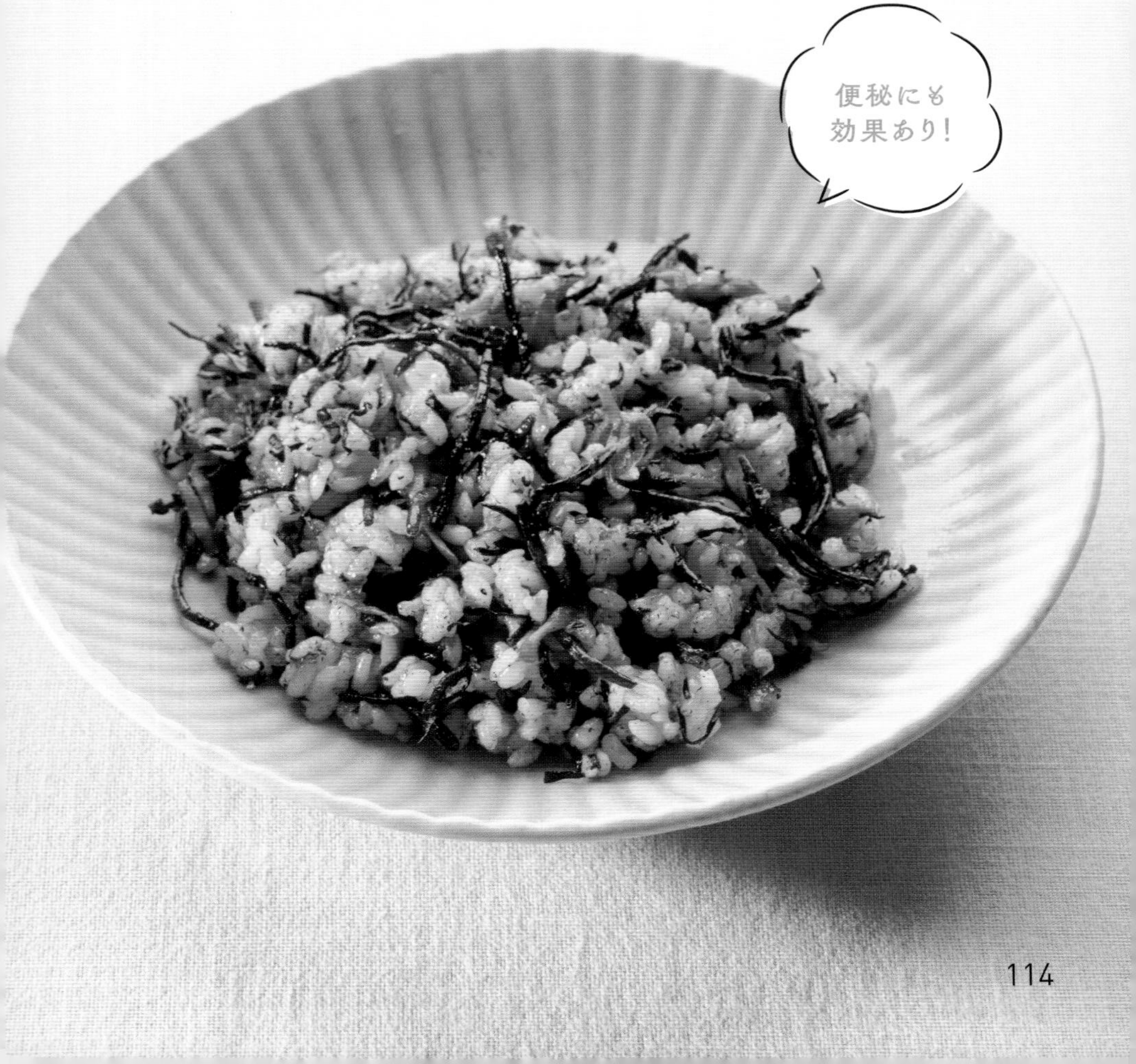

Recipe

材料（1人分）

- ひじき（乾燥）…約5g
- ニンジン…約40g
- 玄米ごはん（レトルト）…1パック（160g）
- 岩のりの佃煮（市販）…大さじ1強
- 塩…ふたつまみ
- ごま油…大さじ1

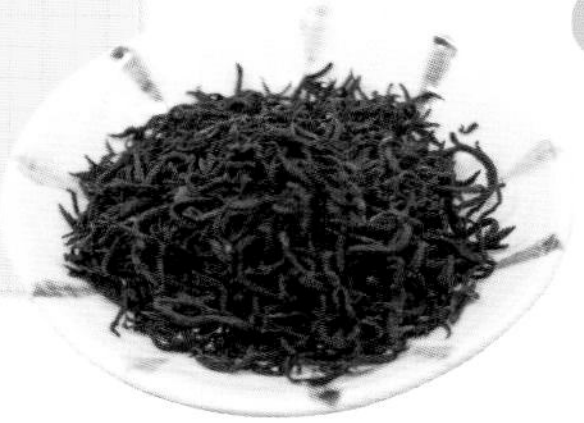

作り方

1 ひじきは戻して水けをきり、ニンジンは細切りにする。玄米ごはんはパックの表示にしたがって温める。

2 フライパンにごま油を熱し、ひじき、ニンジンを中火で炒めて塩をふり、玄米ごはんを加えて炒め合わせる。

3 岩のりの佃煮を混ぜて火を止める。

料理のPOINT!

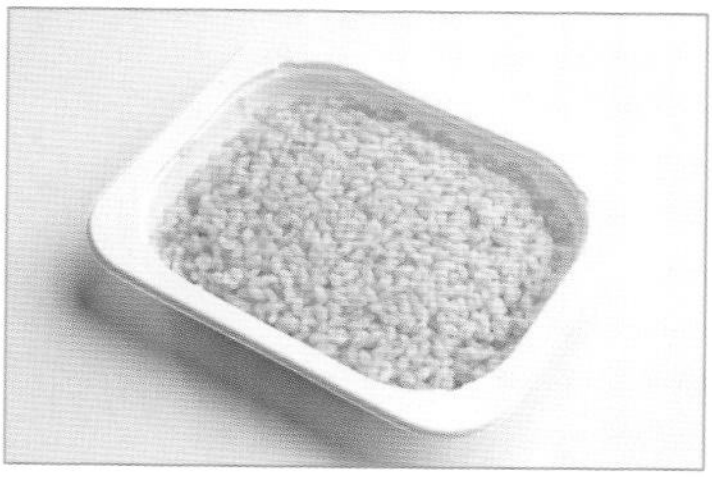

① 玄米をイチから炊くのは時間がかかるもの。レトルトの玄米ごはんを使えば、簡単で手間いらずのおいしさが実現できます。

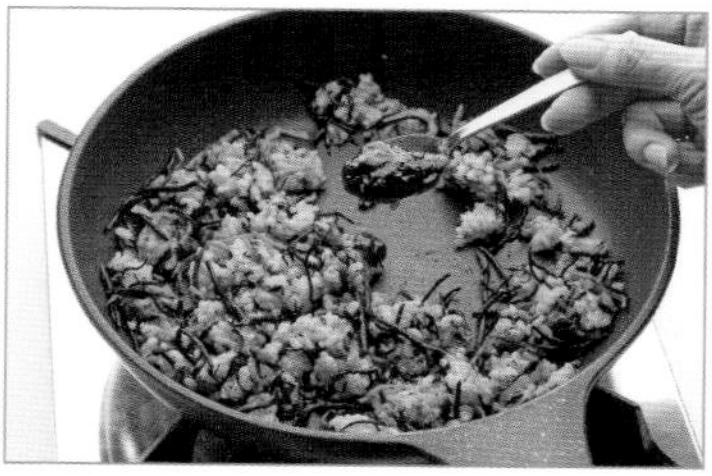

② LPSが豊富に含まれる岩のりの佃煮は、風味を飛ばさないように、火を止める直前にフライパンに入れるのがポイント。

ほうれん草とシイタケの濃厚ごまあえ

調理時間 15分

風味豊かなごまは優秀なLPS食材。
ほうれん草やシイタケとの相性も抜群で、
思わず食欲をそそられます。

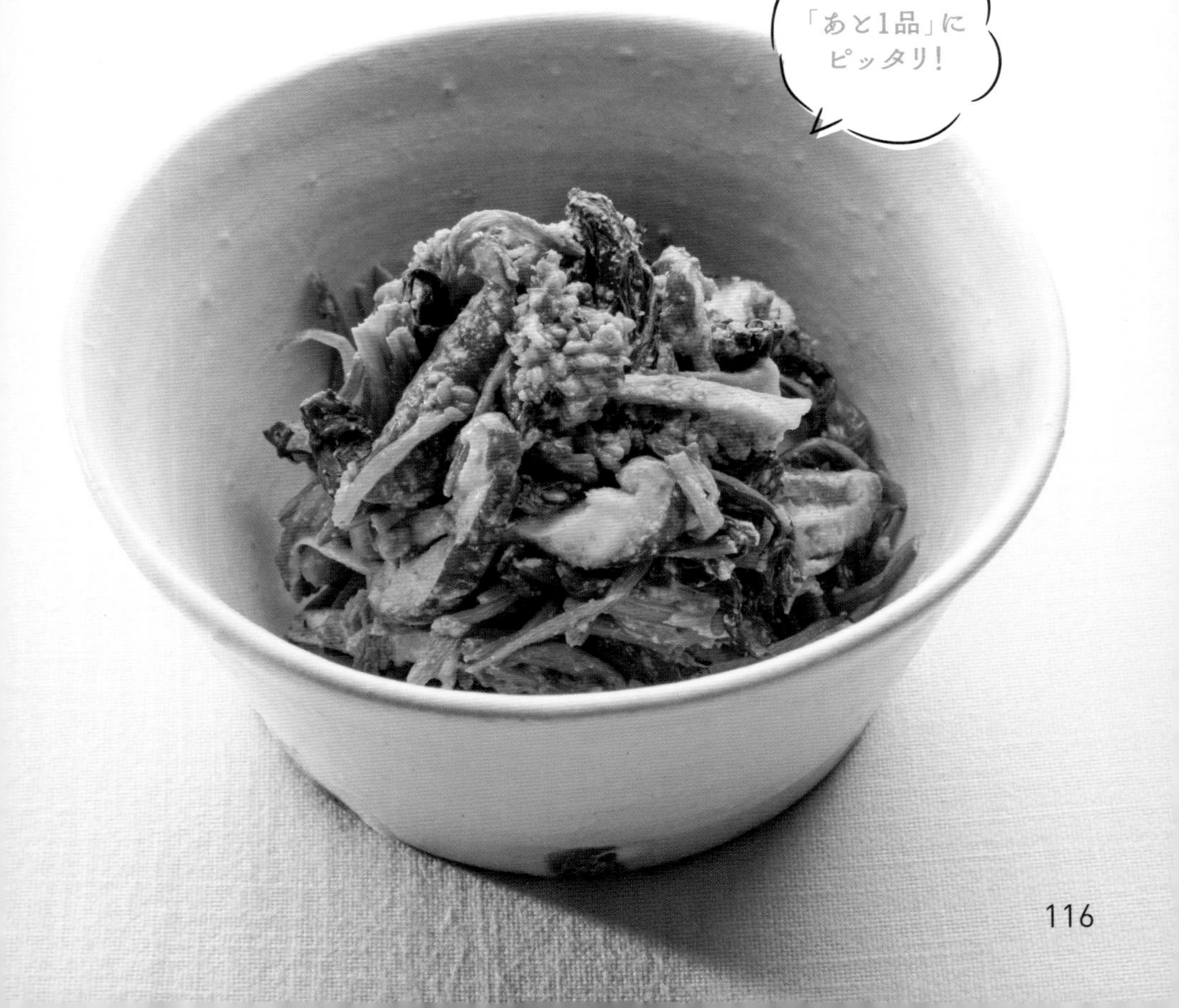

Recipe

材料（作りやすい分量）

・ほうれん草…1パック（約200g）
・シイタケ…中3枚

A
- 白すりごま…大さじ1と1/2
- 白練りごま…大さじ1と1/2
- しょうゆ…小さじ1強
- 砂糖…小さじ1強

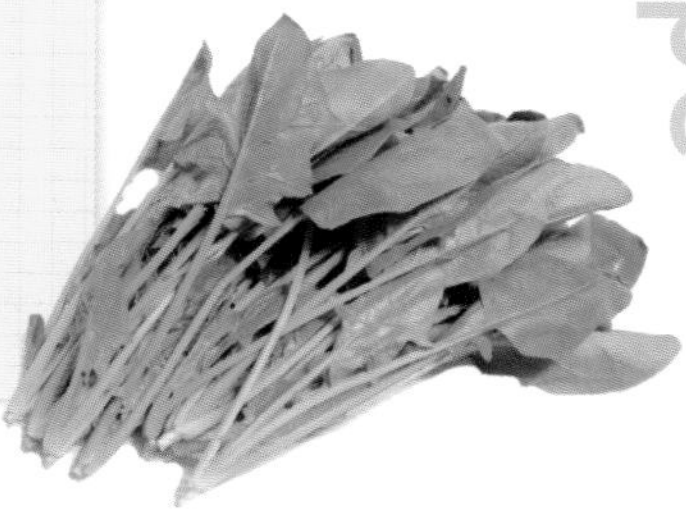

作り方

1 ほうれん草はさっとゆでて水にとり、水けをしぼって食べやすく切る。

2 シイタケは薄切りにして耐熱容器に入れ、ラップをして電子レンジ（600W）で30秒加熱する。

3 ボウルにAを混ぜ、1、2を加えてあえる。

料理のPOINT！

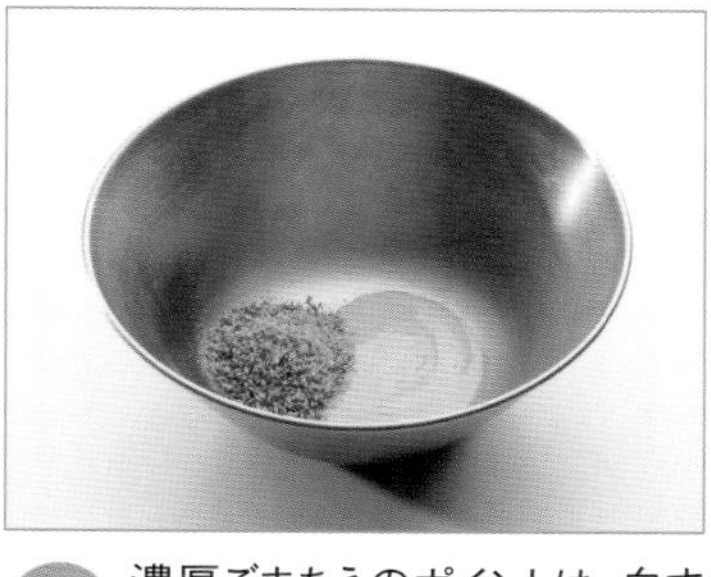

① 濃厚ごまあえのポイントは、白すりごまと白練りごまの両方を使うこと。食感の違うごまが合わさり、味に深みを出してくれます。

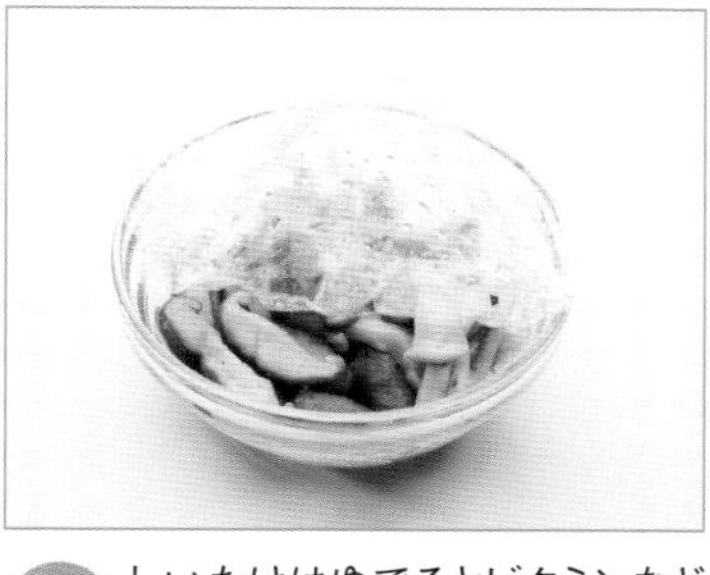

② しいたけはゆでるとビタミンなどの栄養素がゆで汁に溶け出してしまうので、レンジでの調理がおすすめです。

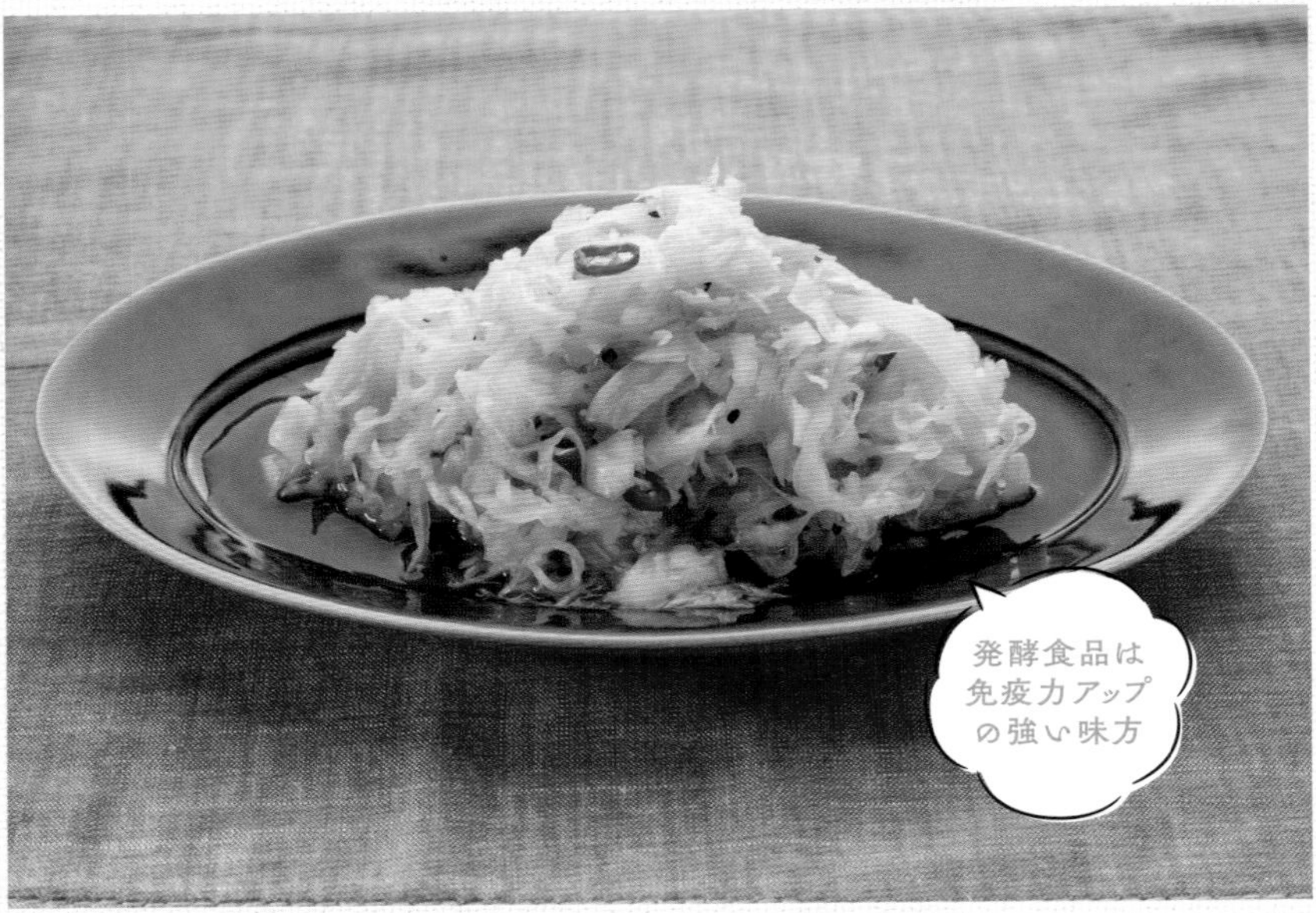

乳酸菌たっぷり発酵キャベツ

調理時間 15分（発酵時間は除く）

免疫力のおよそ60％を作っている腸にとって、腸内環境を整える働きをもつ乳酸菌は欠かせないものです。免疫力が高まれば、自律神経に影響されるといわれる副鼻腔炎なども改善する可能性が高まります。

材料

（1人分）

・キャベツ…1kg
・塩…20g
・ローリエ…2枚
・鷹の爪…1本
・粒こしょう…10粒

作り方

1 ローリエは1枚を10等分くらいにちぎり、鷹の爪は種を取って輪切りに、粒こしょうはポリ袋に入れてたたいてつぶす。

2 キャベツをせん切りにしてボウルに入れ、塩を混ぜてよくもみ、1を混ぜる。

3 2を保存袋に入れて密閉し、軽い重しをのせる。冷蔵庫か冷暗所で5〜7日ねかせる。キャベツが黄色くなり、酸味が出たら完成。

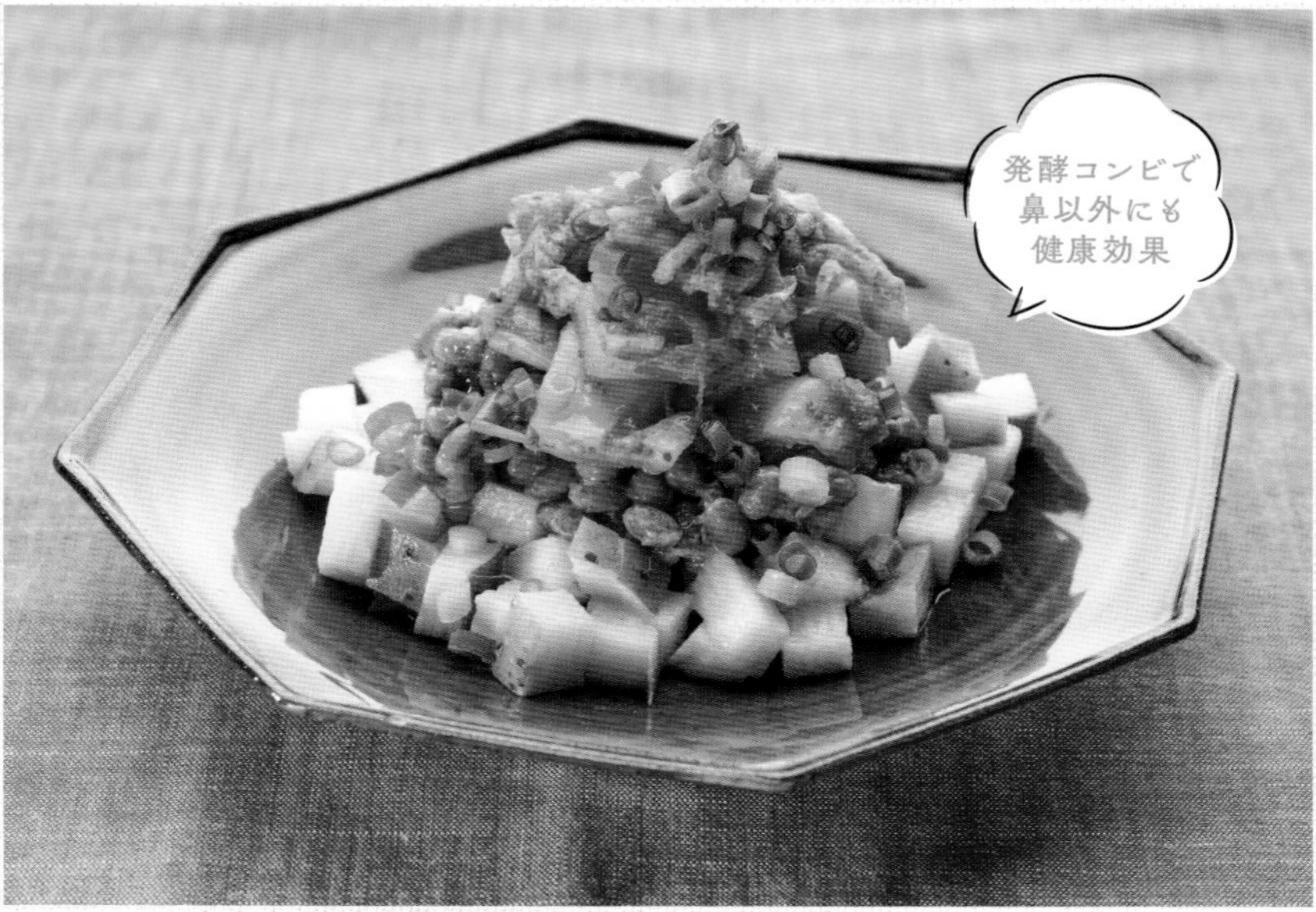

納豆キムチ

調理時間 10分

大豆の発酵食品である納豆と、白菜の発酵食品キムチは、
食べ合わせの相性も抜群のコンビ。免疫力アップ以外にも、
美肌を保ち、便通をよくするなどのうれしい効果が期待できます。

材料

（1人分）

・納豆…1パック（40g）
・白菜キムチ…約50g
・長いも…約50g
・ごま油…小さじ1
・しょうゆ…少々
・小ネギ…適量

作り方

1 長いもはよく洗って皮つきのまま小角切りにする（ヒゲ根が気になるときは直火であぶるとよい）。

2 器に1、納豆、刻んだキムチの順に盛り、ごま油、しょうゆ、刻んだ小ネギをかける。

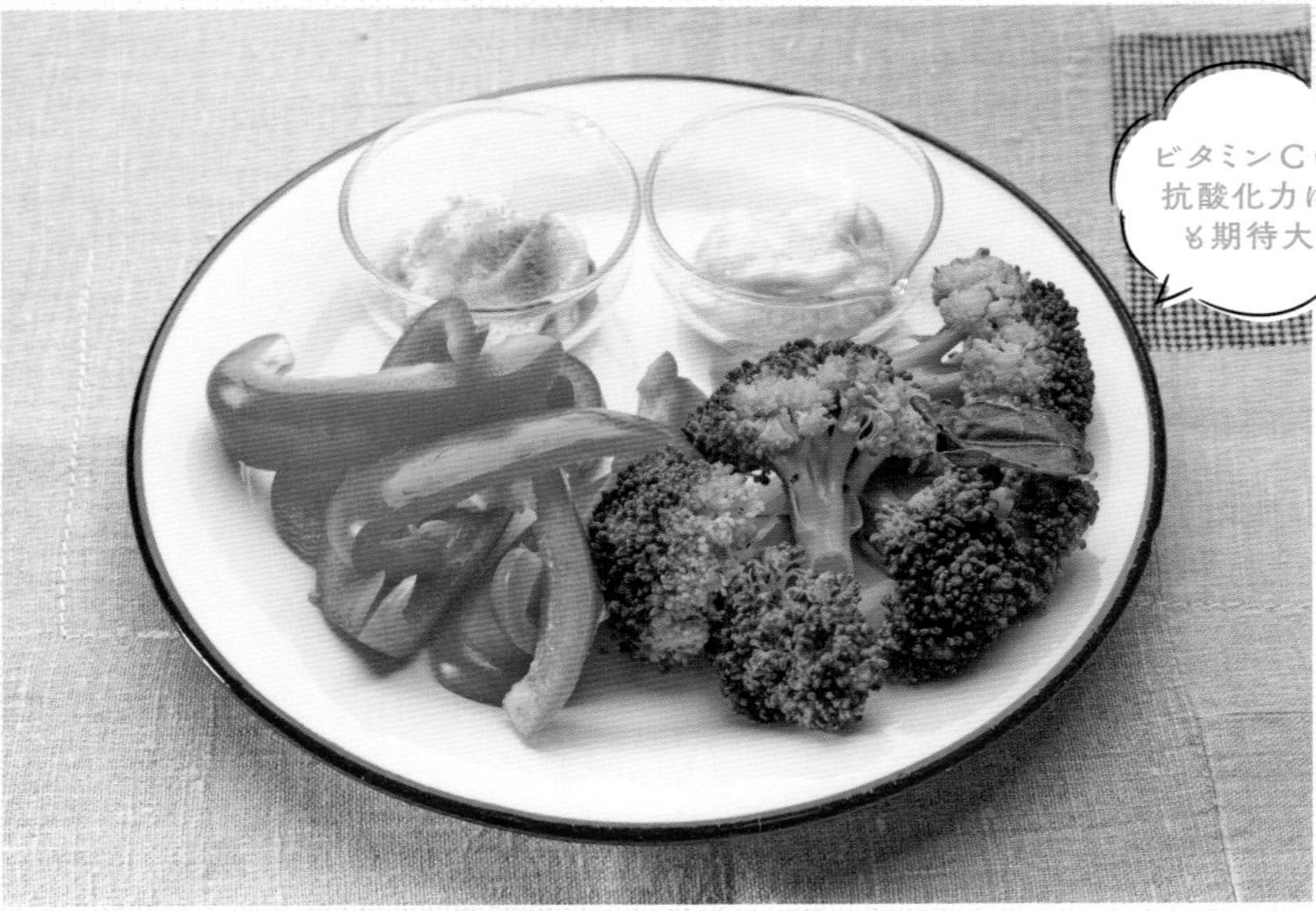

ブロッコリーとパプリカのディップ

調理時間 10分

ブロッコリーにはミカンの約4倍のビタミンCが含まれ、食物繊維が豊富で、スルフォラファンという成分が抗酸化力を高めます。赤パプリカも同様に、レモンの約2倍のビタミンCが含まれています。

材料

（作りやすい分量）

・ブロッコリー…約100g
・パプリカ…約80g

明太子ディップ

A
- マヨネーズ…大さじ2
- 明太子…1/4腹

カレーディップ

B
- マヨネーズ…大さじ2
- カレー粉…小さじ1/3

作り方

1 ブロッコリー、パプリカは食べやすく切る。

2 ブロッコリーをラップで包み、電子レンジ（600W）で1分加熱する。次にパプリカをラップで包み、電子レンジ（600W）で30秒加熱する。

3 2を皿に盛り、A、Bをそれぞれ混ぜて添え、つけながら食べる。

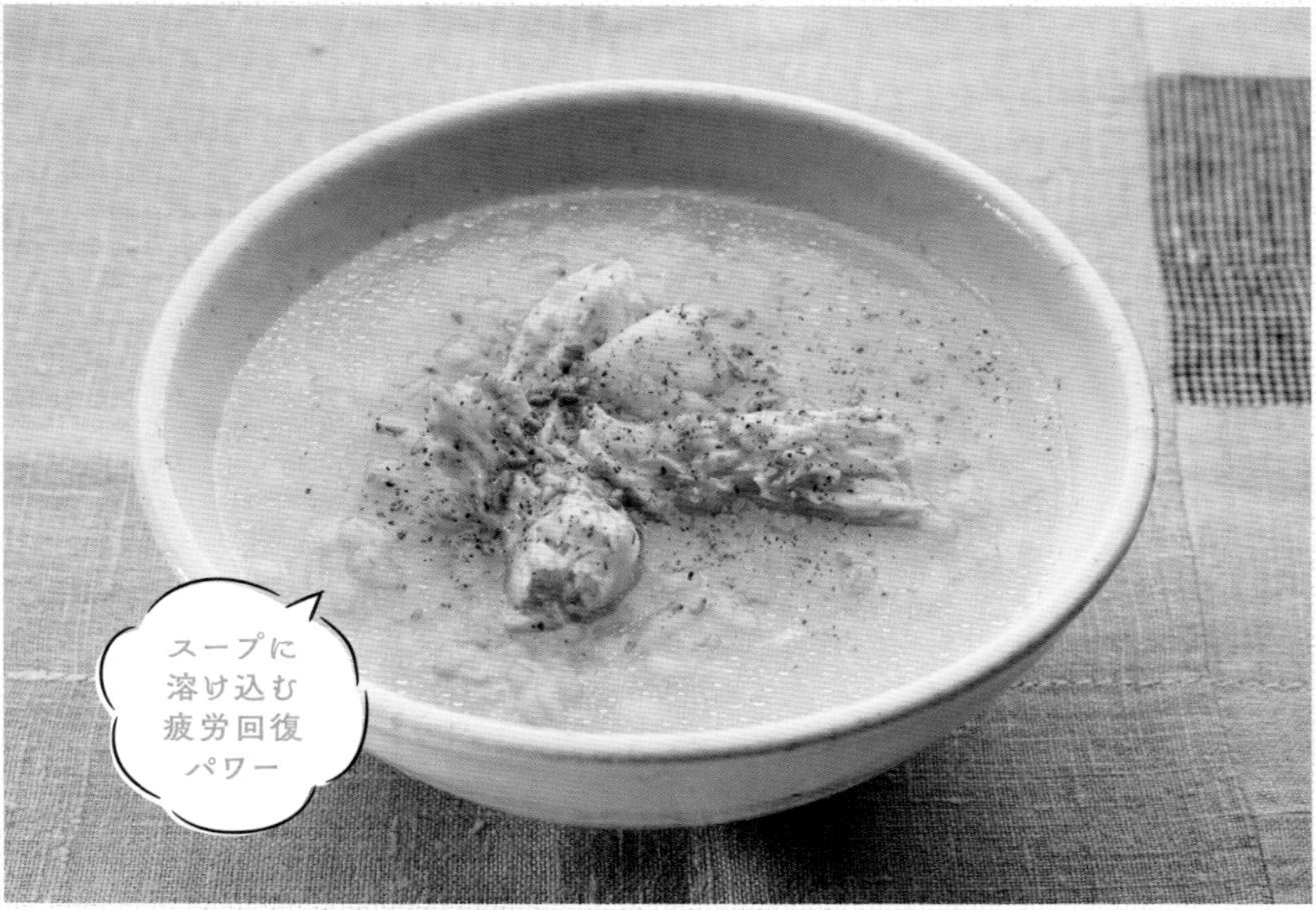

鶏むね肉のサムゲタン風

調理時間 30分

鶏むね肉には、疲労を回復し、抗酸化力を高めるイミダペプチドという成分が含まれています。風邪の予防はもちろん、疲労を防いで免疫力を上げてくれるスーパーな食材は、スープごといただきましょう。

材料（作りやすい分量）

- 鶏むね肉…小1枚（約200g）
- もち麦…1/2カップ
- 長ネギ…1/2本
- ニンニク…1かけ
- A
  - 水…8カップ（1600mℓ）
  - 塩…小さじ1
- 白すりごま…適量
- ごま油…適量
- 粗挽き黒こしょう…適量

作り方

1. 鶏肉は皮と脂肪を取り除く。長ネギは斜め切りに、ニンニクはたたきつぶす。
2. 鍋に1、もち麦、Aを入れて煮立て、弱火にして20分ほど煮る。
3. 鶏肉を鍋から取り出し、ざっと裂いてスープに戻す。器に盛ってお好みですりごま、ごま油、粗挽き黒こしょうをかける。

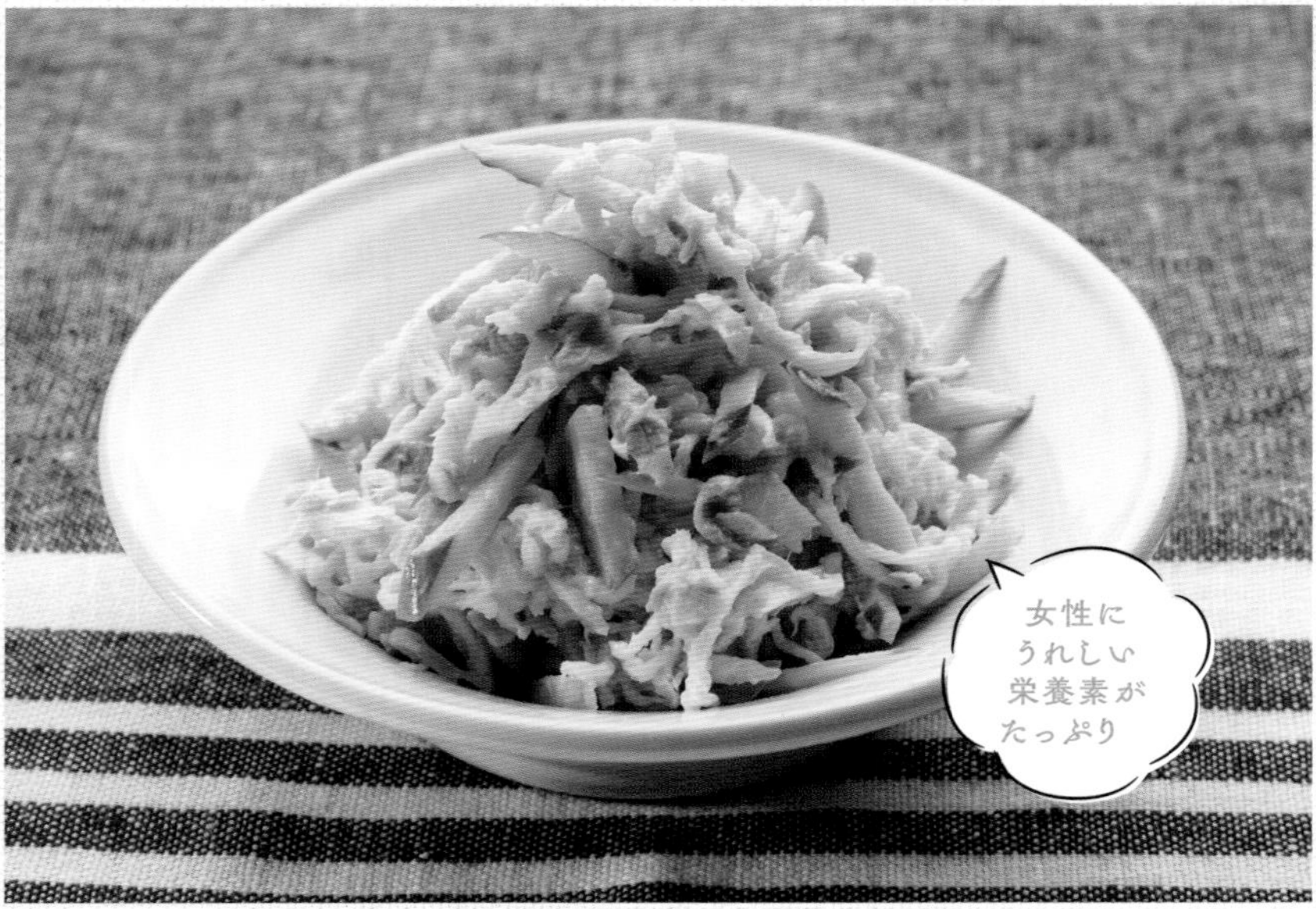

切り干し大根サラダ

調理時間 10分(漬ける時間は除く)

食物繊維の多さもさることながら、カルシウムや鉄分など、女性にとって必須の栄養素が豊富な切り干し大根。さらにヨーグルトの乳酸菌を合わせれば、手軽に免疫力を上げられるパワーフードに変身。

材料

(作りやすい分量)

切り干し大根…約30g

プレーンヨーグルト…約100g

ツナ…1/2缶(約35g)

キュウリ…1/2本

塩、こしょう…各少々

作り方

1 切り干し大根はさっと洗って水けをきり、保存容器に入れてプレーンヨーグルトを混ぜ、冷蔵庫にひと晩おく。

2 1にツナ、細切りにしたキュウリ、塩、こしょうを加えてあえる。

Column

よくかむだけで鼻の機能アップ!?
「咀嚼」の重要性

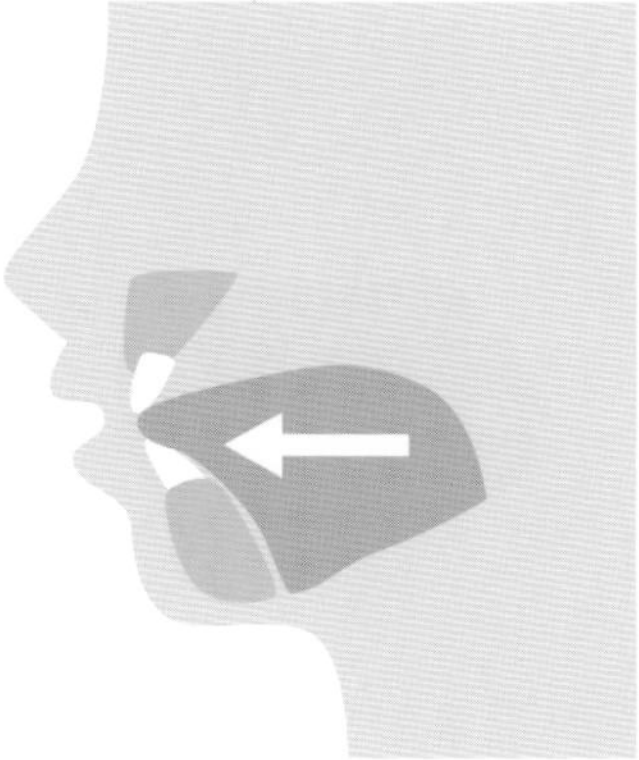

✕ 口呼吸になっている人の舌の位置

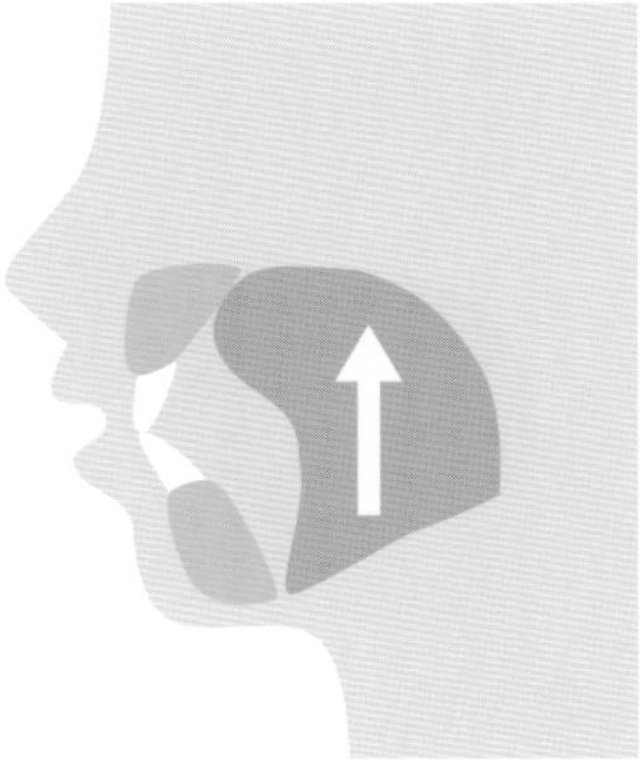

○ 正しい舌の位置。硬口蓋(上あご)に舌の表面全体がついている

よくかんで食べることが、なぜ鼻を健康にするのでしょうか。

咀嚼をするには、ほおのあたりにある咬筋や、口腔、咽頭にある舌筋などの咀嚼筋を使います。しかし、現代はやわらかい食べ物が増えて咀嚼する回数が激減し、咀嚼のための筋肉が衰えている方が多くなっています。

舌筋が衰えると舌の位置が下がり、本来、口腔の上壁についている舌先が前歯につくようになり、口呼吸が増えます。口から空気を吸うと唾液を乾かしてしまい、唾液による殺菌、消毒作用が行われなくなり、細菌やウイルス、有害物質をそのまま取り込んでしまうことになります。

よくかんで咀嚼筋を鍛えると、自然と鼻呼吸をするようになります。鼻には鼻毛と繊毛の2つのフィルターがあり、異物の侵入を阻止します。鼻から入った空気は、口から入った冷たい空気と違い、肺にとって適度な温度・湿度に調整されます。こうして負担なく体内の空気が循環して代謝や血流をよくし、巡りめぐって鼻トラブルを予防するのです。

＼鼻トラブルに効く!／

糖鎖は免疫力を上げるニュースター!?

注目される新しい物質

病気の予防や治療に大きく関わる物質として、研究者の間で熱い注目を浴びている糖鎖。私たちを作る約60兆個の細胞一つひとつに鎖状につながった糖鎖は、ウイルスなどの異物が侵入するのを防ぎ、ストレスから体を守るなど、重要な働きを担っています。さらに、糖鎖は食べて補えることから、サプリなど栄養補助食品として開発も盛んです。

当院でも、難治性副鼻腔炎の患者さんが糖鎖をサプリで服用し、1カ月後に改善したというケースが確認されています(詳しくは126ページ参照)。

糖鎖を形成する8種類のおもな単糖

- 植物や穀類に含まれる **グルコース**
- 乳製品に含まれる **ガラクトース**
- アロエなどに含まれる **マンノース**
- 海藻類に含まれる **フコース**
- 植物の皮に含まれる **キシロース**
- カニなどに含まれる **N-アセチルグルコサミン**
- 牛乳に含まれる **N-アセチルガラクトサミン**
- 母乳に含まれる **N-アセチルノイラミン酸**

人体に不可欠な糖鎖の働き

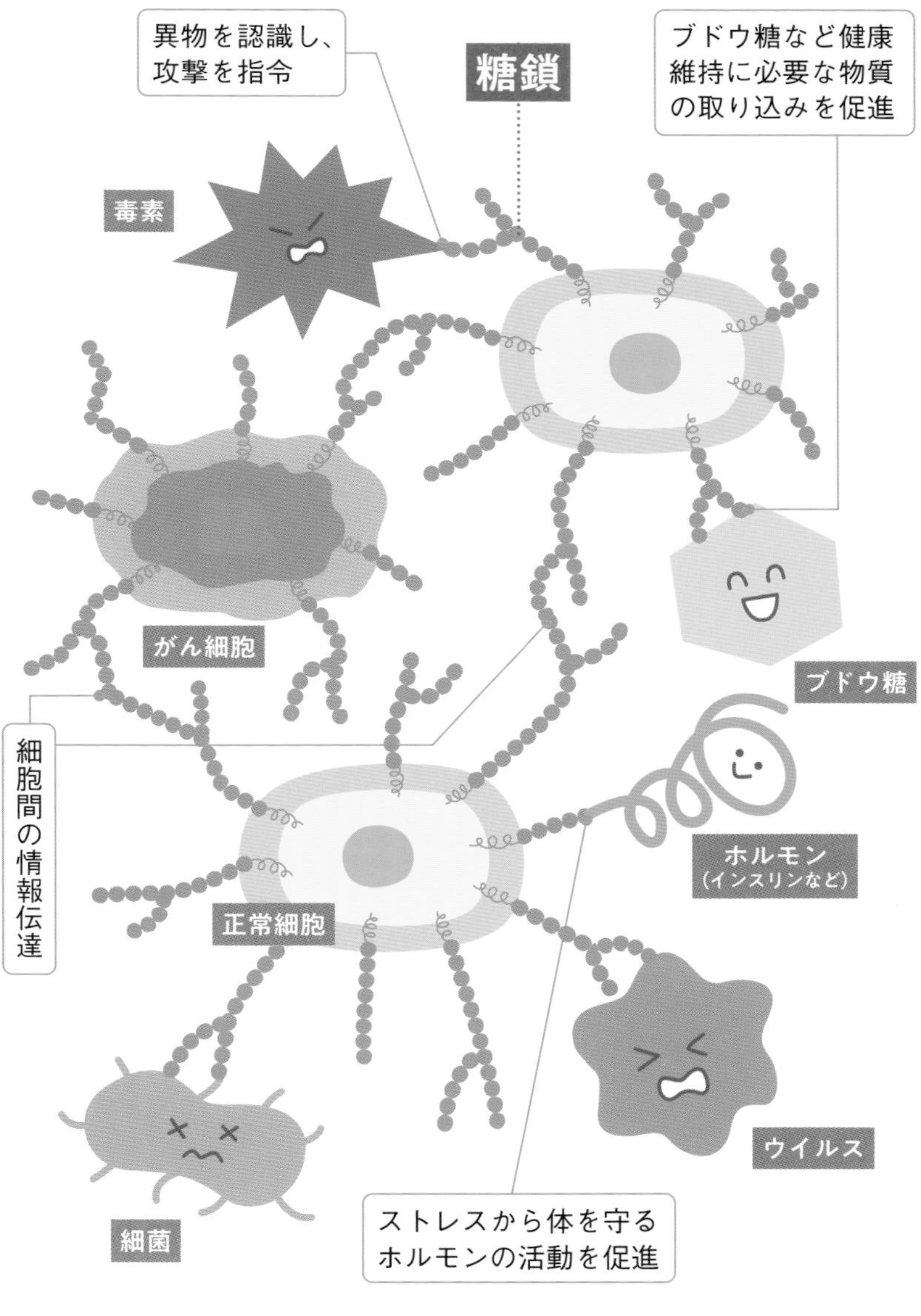

＼セルフケアと組み合わせた相乗効果も／

糖鎖サプリの明るい可能性

糖鎖を摂るには現在のところ、サプリメントが主流となっています。
ここでは、糖鎖サプリを服用した方の事例を紹介します。

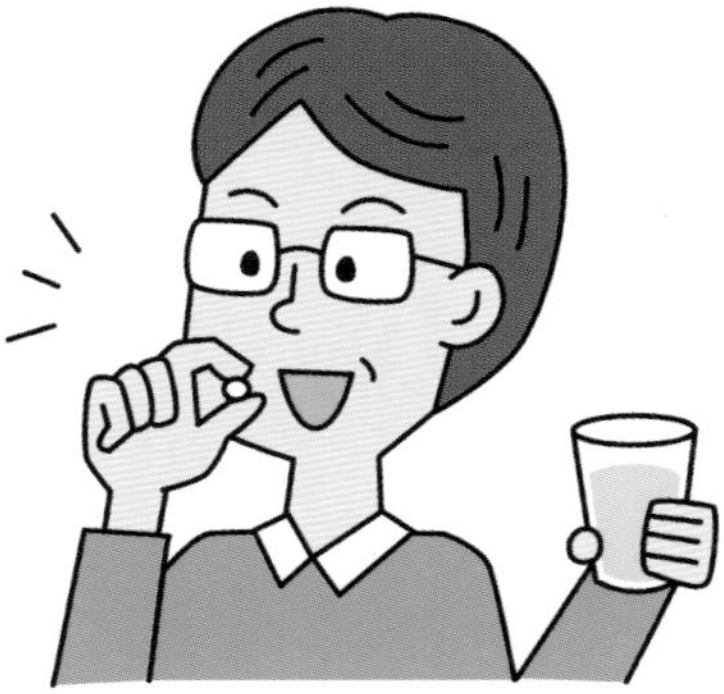

難治性副鼻腔炎のつらい症状が10分の1に減った

（40代・男性）

2019年に副鼻腔炎の手術を受けたものの、術後も後鼻漏、鼻や喉の違和感がなくならず、当院に来院されました。

私が服用していた糖鎖サプリメントの説明をしたところ、「お試しで」服用するとのお話。そこで内服薬、鼻うがいなどのセルフケア、そして通院を続けたうえで、糖鎖サプリを1カ月服用してもらうことに。

服用後の感想は、「症状が10分の1ぐらいになった気がする」と好評。実際に、来院時のCTと、1カ月服用後のCTを比べると、副鼻腔に空洞が増えており、CT検査上でも改善が確認できました。

糖鎖サプリ服用前と服用後のCT画像を比較

篩骨洞

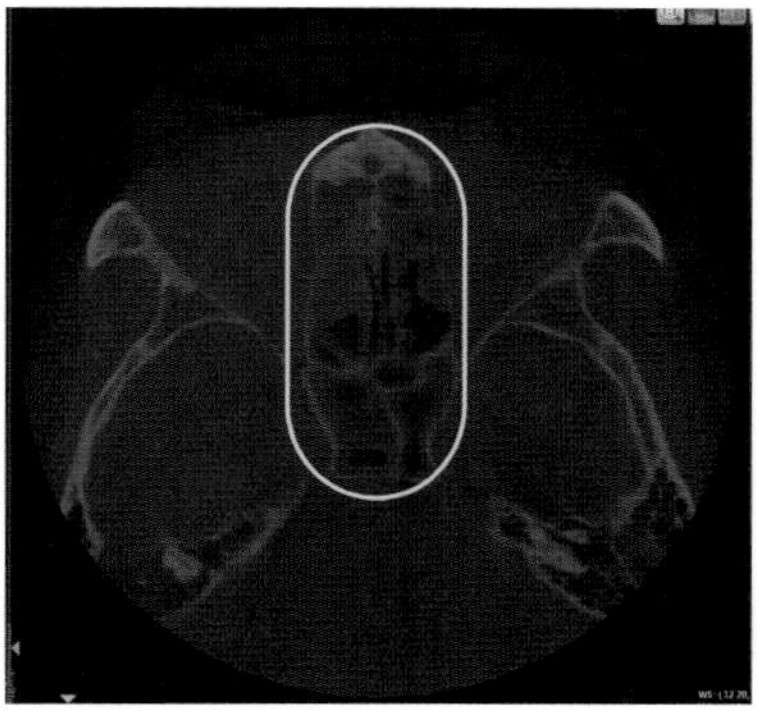

服用前 全体的に炎症がひどく出ている

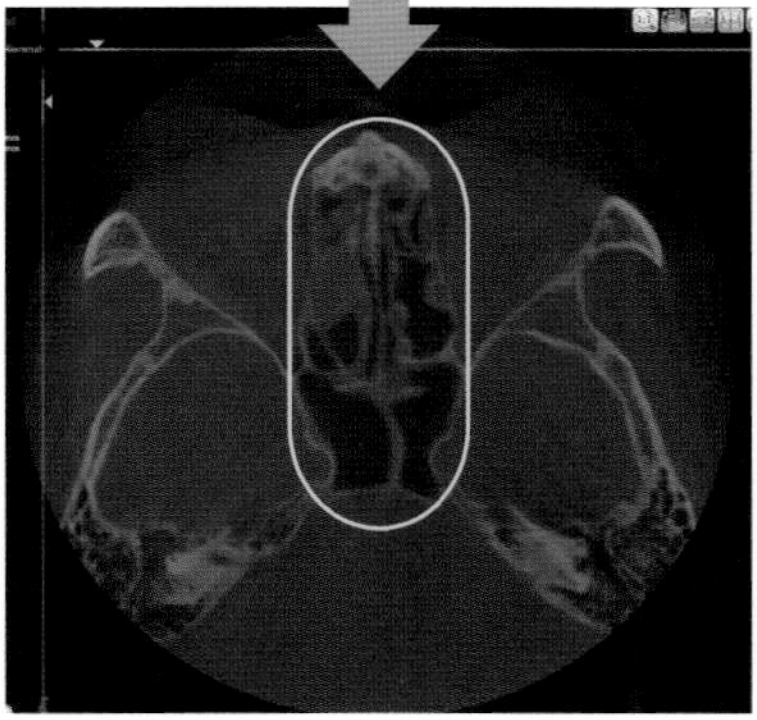

服用後 下部の炎症が顕著に改善している

上顎洞

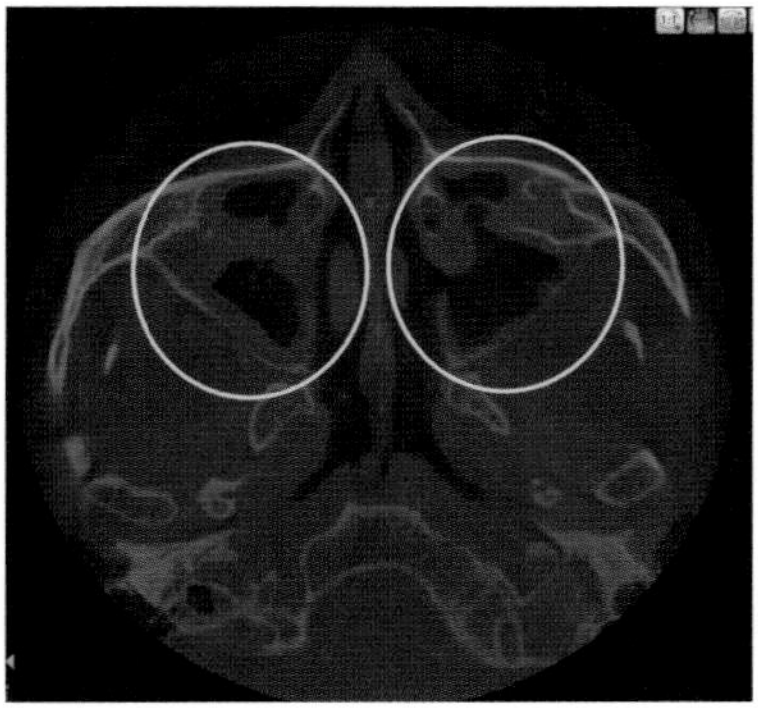

服用前 とくに左側が白く、炎症が出ているのがわかる

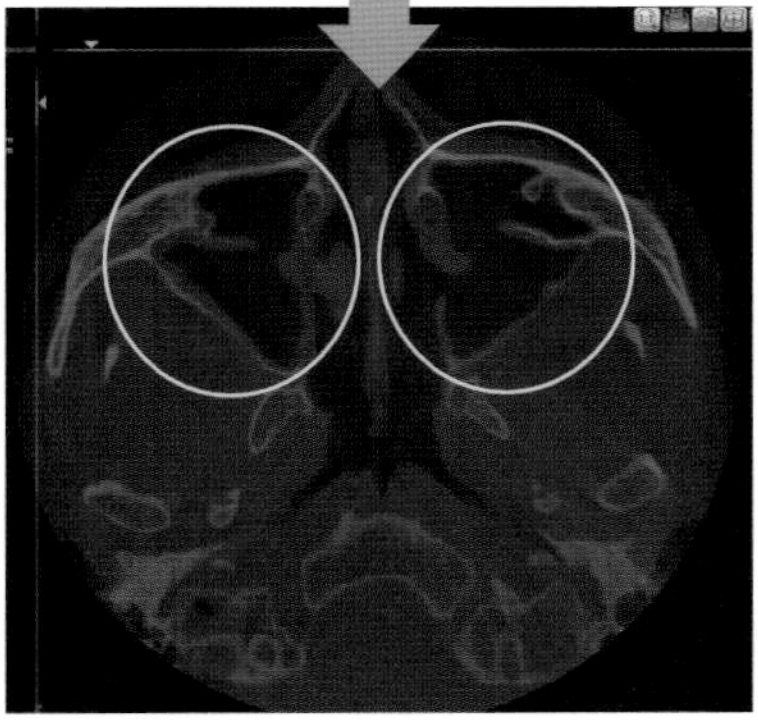

服用後 左側が大きく改善。右側にも空洞が戻っている

まだ研究途上の栄養素ですが、糖鎖は免疫システムの中で、異物への攻撃などの命令を伝達する重要な役割を持つことがわかっています。糖鎖が劣化したり、機能が低下すると、健康維持のための栄養素を取り込むことができなくなり、がんなどのさまざまな病気を引き起こすということが解明されつつあります。

北西剛（きたにし・つよし）

1966年、大阪府守口市生まれ。きたにし耳鼻咽喉科院長。医学博士。滋賀医科大学卒業後、病院勤務を経たのち、故郷の守口市で2005年にきたにし耳鼻咽喉科を開院。日本耳鼻咽喉科学会専門医、日本気管食道科学会専門医。日本アーユルヴェーダ学会理事長。日本胎盤臨床医学会認定医・理事。日本統合医療学会認定医。日本ホメオパシー学会認定医。そのほか、森林セラピスト、野菜ソムリエ、阪神タイガースネット検定合格など、多彩な活動をしている。『耳鼻咽喉科医だからわかる意外な病気、治せる病気』（現代書林）、『「うるうる粘膜」で寿命が延びる!』（幻冬舎MC）、『慢性副鼻腔炎を自分で治す』（マキノ出版）など著書多数。

●きたにし耳鼻咽喉科ホームページ
https://kitanishi-ent.jp/

STAFF

デザイン／金井久幸+髙橋美緒（TwoThree）
本文イラスト／アライヨウコ
料理／キムアヤン
校正／西進社
編集／田中智沙

*本書の内容に関するお問い合わせは、お手紙かメール（jitsuyou@kawade.co.jp）にて承ります。恐縮ですが、お電話でのお問い合わせはご遠慮くださいますようお願いいたします。

図解 自力で治す!
慢性副鼻腔炎 アレルギー性鼻炎

2021年2月18日　初版印刷
2021年2月28日　初版発行

著者　北西剛
発行者　小野寺優
発行所　株式会社河出書房新社
〒151-0051　東京都渋谷区千駄ヶ谷2-32-2
電話　03-3404-1201（営業）　03-3404-8611（編集）
http://www.kawade.co.jp/

印刷・製本　図書印刷株式会社

Printed in Japan
ISBN978-4-309-24993-3
